Kettlebell-Workouts

Medizinischer Haftungsausschluss: Die in diesem Buch beschriebenen Übungen und vermittelten Ratschläge sind keinesfalls als Ersatz für eine medizinische Beratung und Anleitung zu verstehen. Der Kauf des Buches erfolgt im Wissen, dass weder der Autor noch der Herausgeber eine medizinische Beratung leisten. Aufgrund der von Person zu Person bestehenden Unterschiede sollten Sie Ihren Arzt und Physiotherapeuten konsultieren, damit diese beurteilen, ob die in diesem Buch vorgestellten Übungen für Sie sicher durchführbar sind. Fragen Sie Ihren Arzt und/oder Physiotherapeuten, bevor Sie mit diesem oder irgendeinem anderen Trainingsprogramm beginnen. Weder der Autor noch der Verlag übernehmen eine Haftung für Verletzungen oder Schäden, die eine Person als Folge der (direkten oder indirekten) Beteiligung an dem in diesem Buch vorgestellten Programm bzw. aufgrund der Durchführung und/oder der Anwendung der in diesem Buch gezeigten Übungen erleidet.

Aus Gründen der besseren Lesbarkeit haben wir uns entschlossen, durchgängig die männliche (neutrale) Anredeform zu nutzen, die selbstverständlich die weibliche mit einschließt.

Das vorliegende Buch wurde sorgfältig erarbeitet. Dennoch erfolgen alle Angaben ohne Gewähr. Weder der Autor noch der Verlag können für eventuelle Nachteile oder Schäden, die aus den im Buch vorgestellten Informationen resultieren, Haftung übernehmen.

Der Body Coach®
Paul Collins

KETTLEBELL
WORKOUTS

FUNKTIONELLE KRAFT- & SCHNELLKRAFTÜBUNGEN

Meyer & Meyer Verlag

Originaltitel

Kettlebell Conditioning.

Functional Strength and Power Drills

© 2011 by Meyer & Meyer Sport (UK) Ltd.

Übersetzung; Dr. Jürgen Schiffer, Erftstadt

Papier aus nachweislich umweltverträglicher Forstwirtschaft.

Garantiert nicht aus abgeholzten Urwäldern!

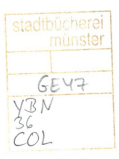

Kettlebell-Workouts

Bibliografische Information der Deutschen Nationalbibliothek

Die Deutsche Nationalbibliothek verzeichnet diese Publikation in der Deutschen Nationalbibliografie; detaillierte bibliografische Details sind im Internet über <http://dnb.d-nb.de> abrufbar.

Alle Rechte, insbesondere das Recht der Vervielfältigung und Verbreitung sowie das Recht der Übersetzung, vorbehalten. Kein Teil des Werkes darf in irgendeiner Form – durch Fotokopie, Mikrofilm oder ein anderes Verfahren – ohne schriftliche Genehmigung des Verlages reproduziert oder unter Verwendung elektronischer Systeme verarbeitet, gespeichert, vervielfältigt oder verbreitet werden.

© 2015 by Meyer & Meyer Verlag, Aachen

Auckland, Beirut, Dubai, Hägendorf, Hongkong, Indianapolis, Kairo, Kapstadt,

Manila, Maidenhead, Neu-Delhi, Singapur, Sydney, Teheran, Wien

Member of the World Sport Publishers' Association (WSPA)

Gesamtherstellung: Print Consult GmbH, München

ISBN 978-3-89899-967-0

E-Mail: verlag@m-m-sports.com

www.dersportverlag.de

INHALT

Über den Autor 6

Ein Wort vom Body Coach® 8

KAPITEL 1:
Kettlebelltraining 10

KAPITEL 2:
BodyBell®-Training System™: Sieben wichtige Kettlebell-Bewegungsmuster 24

KAPITEL 3:
Stufe 1: Allgemeine Kraftübungen mit Kettlebells 36

KAPITEL 4:
Stufe 2: Schwungmuster 120

KAPITEL 5:
Stufe 3: Komplexe Kettlebellübungen 130

KAPITEL 6:
Stufe 4: Schnellkraftentwicklung 152

KAPITEL 7:
Richtlinien für das Konditionstraining mit Kettlebells 188

KAPITEL 8:
BONUS-Kapitel: 25 dynamische Trainingsdrills mit dem Medizinball 196

Kettlebell-Trainingsindex 228

Bildnachweis 232

ÜBER DEN AUTOR

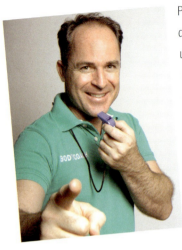

Paul Collins, Australiens Personal Trainer™, ist der Gründer der The Body Coach®-Fitnessprodukte, Bücher, DVDs und pädagogischen Coachingsysteme, die den Menschen helfen, fit zu werden, abzunehmen, gut auszusehen und sich wohlzufühlen. Paul ist seit seinem 14. Lebensjahr als Coach aktiv und hat Weltklassesportler und -mannschaften in einer Vielzahl von Sportarten trainiert, z. B. in der Leichtathletik, im Squash, Rugby, Golf, Fußball und Tennis. Dazu gehören auch Mitglieder der australischen WM-Karate-Mannschaft, die erstklassige Rugby-Union-Mannschaft von Manly und die Mitglieder der australischen olympischen und paralympischen Schwimmmannschaften. Paul ist selbst ein herausragender Sportler. Er hat als Rugby-League-Spieler um die nationale Meisterschaft gespielt, war ein Squashspieler der A-Klasse, nationaler Meister im Budokan-Karate und Meister von New South Wales in der Seniorenleichtathletik.

Paul hat den prestigeträchtigen Preis als australischer Fitnesstrainer des Jahres erhalten und gilt in Fachkreisen als „Trainer der Trainer", da er tausende Fitnesstrainer und Personal Trainer ausgebildet hat. Er ist auch weltweit über das Fernsehen, Radio und die Printmedien bekannt. In den vergangenen 10 Jahren hat Paul sein Konzept verschiedenen nationalen Sportorganisationen präsentiert, darunter der Australische Leichtathletiktrainer-Verband („Australian Track & Field Coaching Association"), der Australische Schwimmtrainer- und -lehrer-Verband („Australia Swimming Coaches and Teachers Association"), der Australische Rugby-League-Verband („Australian Rugby League"), der Australische Karate-Verband („Australian Karate Federation") und die australische Fitnessindustrie. Er hat auch viele Reisen unternommen und eine höchst unterhaltsame Seminarreihe zum Thema Gesundheit und Wohlbefinden in Betrieben durchgeführt. Die Adressaten dieser Seminare sind Unternehmen, die an der Entwicklung eines „leistungsfähigen Körpers" (Body for Success™) im Alltagsleben und im Beruf interessiert sind.

Paul verfügt über einen Bachelorabschluss im Fach Sport der Australischen Sporthochschule („Australian College of Physical Education"). Er ist auch ein geprüfter Trainer und

Gutachter sowie Kraft- und Konditionstrainer der Australischen Kommission für Sport („Australian Sports Commission") und Trainer („Club Power Coach") für das olympische Gewichtheben im Australischen Gewichthebeverband („Australian Weightlifting Federation"). Als geprüfter Personal Trainer des Australischen Fitness-Verbandes („Fitness Australia"), verfügt Paul über mehr als zwei Jahrzehnte Erfahrung als talentierter Sportler, Trainer und Mentor für Menschen aller Altersgruppen und Leistungsstufen, die ihr Potenzial optimal ausschöpfen wollen.

In seiner Freizeit reist Paul viel, erlebt gerne Abenteuer, liebt das Essen, besucht gerne Restaurants, schaut gerne Filme und nimmt an Leichtathletikwettbewerben teil. Er wohnt in Sydney, Australien.

Weitere Informationen finden Sie unter: www.thebodycoach.com

EIN WORT VOM BODY COACH®

Herzlich willkommen! Ich bin der Body Coach® Paul Collins, Australia's Personal Trainer™, und ich bin hier, um Sie mit dem Kettlebell-(KB-)Konditionstraining vertraut zu machen. Kettlebells stammen aus Russland und sind unterschiedlich schwere Gusseisenkugeln mit einem Handgriff. Sie werden als Trainingsgerät eingesetzt, um mit ihrer Hilfe einen schlanken, starken und athletischen Körperbau zu entwickeln.

Durch ihre einzigartige Form fordern Kettlebells den ganzen Körper, da die Hände, Arme, die Schulter- und Core-Region (d. h. die Rumpf-, Lenden- und Beckenmuskeln) die Verlagerung des Gewichts und die Gegenreaktion der Muskeln bei jeder Bewegung kontrollieren. Die Übungen reichen von einzelnen, statischen, isolierten Bewegungen zu dynamischeren, funktionellen Übungen und Übungen mit zwei Kettlebells, die sich hervorragend zur Verbesserung der sportlichen Leistung eignen. Zu diesem Zweck habe ich das 4-Phase Body-Bell® Training System™ entwickelt, um Ihnen eine progressive Trainingsmethode zur Entwicklung des ganzen Körpers mithilfe von Kettlebells anzubieten. Das BodyBell® System führt Sie durch die wichtigen Grundlagenübungen, Schlüsselbewegungen und Schwungmuster, bevor Sie die komplexeren Übungen mit ein oder zwei Kettlebells in Angriff nehmen. Die Zahl dieser Übungen beträgt über 100.

Dieses Buch ist Bestandteil der The Body Coach®-Buchreihe, die Sie beim Umgang mit Ihren Lieblingsfitnessgeräten und -aktivitäten unterstützt. Die Übungen werden Ihnen auf eine leicht verständliche Weise präsentiert, sodass Sie sie problemlos durchführen können. Indem Ihnen gezeigt wird, was Sie tun sollen und wie Sie auf einfache Weise vorgehen, wird Ihnen das Lernen leichter fallen, und Sie werden bessere Ergebnisse erzielen. Auf diese Weise wird sichergestellt, dass Sie während des gesamten Trainingsprozesses angeleitet werden!

Ich freue mich auf die Zusammenarbeit mit Ihnen!

Paul Collins
The Body Coach®
Australia's Personal Trainer™

EIN WORT VOM BODY COACH® 9

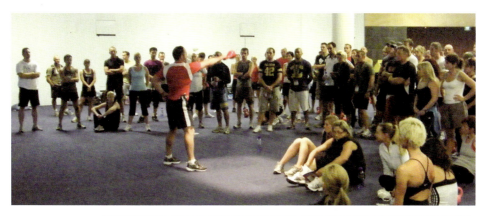

Paul hält einen Vortrag beim internationalen Filex-Symposium in Sydney, Australien.

Geschützte Begriffe

Body Coach®, The Body Coach®, Fastfeet®, Quickfeet®, Speedhoop®, Posturefit®, Spinal Unloading Block®, 3 Hour Rule®, BodyBell®, Australia's Personal Trainer™, Speed for Sport™, Collins-Technique™, Coach Collins™, Collins Lateral Fly™, 20-40-60 Exercise Principle™, Core-in Motion Method™ (CIMM™), Abdominal Wheel System™, GTS™ Grid Training System™, and 3Bs Principle™, Collins Pivot Technique™, Body Coach Zone™, The Stretching Zone™, The Flexibility Zone™, The Posture Zone™, The Yoga Zone™, The Pilates Zone™, The Strength Zone™, The Aerobic Zone™, The Core Zone™, The Speed Zone™, The Recovery Zone™, The Workout Zone™, The Training Zone™ are trademarks of Paul Collins.

KAPITEL 1

KAPITEL 1:	KETTLEBELLTRAINING
KAPITEL 2:	BODYBELL®-TRAINING SYSTEM™: SIEBEN WICHTIGE KETTLEBELL-BEWEGUNGSMUSTER
KAPITEL 3:	STUFE 1: ALLGEMEINE KRAFTÜBUNGEN MIT KETTLEBELLS
KAPITEL 4:	STUFE 2: SCHWUNGMUSTER
KAPITEL 5:	STUFE 3: KOMPLEXE KETTLEBELLÜBUNGEN
KAPITEL 6:	STUFE 4: SCHNELLKRAFTENTWICKLUNG
KAPITEL 7:	RICHTLINIEN FÜR DAS KONDITIONSTRAINING MIT KETTLEBELLS
KAPITEL 8:	BONUS-KAPITEL: 25 DYNAMISCHE TRAININGSDRILLS MIT DEM MEDIZINBALL

KETTLEBELLTRAINING

WAS IST EINE KETTLEBELL (KB)?

Bei den in Russland entwickelten Kettlebells handelt es sich um schwere Gusseisenkugeln mit einem Handgriff, die von Leistungssportlern für das funktionale Krafttraining und von Fitnesssportlern im Rahmen des vielseitigen Trainings eingesetzt werden. Die Gestalt der Kettlebell macht sie einzigartig, weil das Gewicht, wenn man den Handgriff fasst, anders verlagert wird, als dies beim Gewicht einer Kettlebell normalerweise der Fall wäre. Diese Gewichtsverlagerung zwingt Sie, intensivere Arbeit zu leisten, um die Bewegung durch Gegenbewegungen zu steuern. Den Griff kontrollieren Sie, indem Sie ihn in verschiedenen Bewegungswinkeln fassen. Die Größe und Form der Kettlebell variiert (je nach Hersteller) hinsichtlich der Griffform, der Dicke, Dichte und Größe der Kugel, was wiederum eine vielseitige Herausforderung für den Körper und die Technik bedeutet. Das Gewicht – und damit auch die Größe – beginnt bei ca. 4 kg und steigert sich in 4-kg-Schritten. Anfänger arbeiten mit 4-16 kg schweren Kettlebells, während fortgeschrittene Sportler 20-60 kg schwere oder noch schwerere Kettlebells verwenden.

DIE VORTEILE DES KETTLEBELLTRAININGS

Das Kettlebelltraining dient der Kraftentwicklung auf allen Bewegungsebenen. Da die Kettlebell sich dem Körperschwerpunkt entsprechend ausrichtet, muss der Sportler härter arbeiten, um das Gewicht während aller Bewegungen auszubalancieren und zu stabilisieren. Dies erfordert eine starke Beteiligung der Arm-, Schulter- und Core-Muskeln. Gleichzeitig kommt es zu einer Verbesserung der Kraft, Schnellkraft und des Körperbewusstseins und damit zu einer besseren Steuerung der Muskulatur, weil die Bewegungen sowohl beschleunigt als auch abgebremst werden müssen. Am besten ist jedoch, dass aufgrund des anspruchsvollen Charakters des Kettlebelltrainings der ganze Körper trainiert wird. Aber das Training ist nicht nur lohnenswert, sondern macht auch Spaß!

DAS VIERSTUFIGE BODYBELL® TRAINING SYSTEM™

Jedes gute Trainingsprogramm beginnt mit einer auf Prinzipien basierenden Trainingsmethode. In meinem Buch *Awesome Abs* habe ich ein aus fünf Phasen bestehendes System des Bauchmuskeltrainings zur Maximierung des Potenzials der Core-Muskeln entwickelt. In *Speed for Sport*™ habe ich ein sechs Stufen umfassendes *Fastfeet*®-Trainingsmodell zur Maximierung des Schnelligkeitspotenzials entwickelt. In *Functional Fitness* habe ich eine funktionale Fitnessmethode (FFM) entwickelt, die aus sechs entscheidenden Bewegungsmustern besteht, die darauf abzielen, ein ausgewogenes Verhältnis der Muskelkraft, Fitness und Beweglichkeit auf mehreren Bewegungsebenen herzustellen. In meinem Buch *Strength Training for Men* habe ich das fünf Phasen umfassende Core-Strength to Power Conversion Training System™ entwickelt, das darauf abzielt, die für das olympische Gewichtheben und einen Kraftgewinn erforderliche, grundlegende Core-Kraft, Beweglichkeit und Koordination zu verbessern. In meinem Buch *Core-Fitness* habe ich eine neue Methode des Bauchmuskeltrainings vorgestellt, zusammen mit der Core-in-Motion™-Methode zur Verbesserung der Muskelkontrolle in funktionalen sportlichen Positionen. In meinem Buch *Athletic Abs* habe ich die besten 10 Bauchmuskelübungen aller Zeiten vorgestellt, unter Anwendung des revolutionären Abdominal Wheel Systems™. In meinem Buch *Dynamic Dumbbell Training* habe ich ein dreistufiges Dynamic Dumbbell Training System™ vorgestellt, bei dem der Übende die Kraft-, Funktions- und Schnellkrafttrainingsphasen durchläuft. Und nun, im vorliegenden Buch, entwickle ich das vierstufige BodyBell® Training System™, mit dessen Hilfe Sie die grundlegenden Kraft- und Schwungübungen erlernen können, bevor Sie sich den komplexeren, schnellkraftorientierten Bewegungen widmen.

DIE VIERSTUFIGE BODYBELL®-STUFENLEITER

In jedem Training muss zunächst eine Methode der Leistungssteigerung festgelegt werden, sodass man weiß, wo man beginnen und wohin man sich entwickeln muss. Die innovative, hier angewandte vierstufige BodyBell®-Stufenleiter gibt Ihnen die Zeit, um die erforderliche Kraft Ihres ganzen Körpers, Ihrer Muskeln, Gelenke sowie Ihres Energie- und Nervensystems zu entwickeln, sodass Sie sich über die Zeit kontinuierlich an neue, funktionale und kraftvolle Schwung- und Bewegungsmuster anpassen können, um optimale sportliche Erfolge zu erzielen.

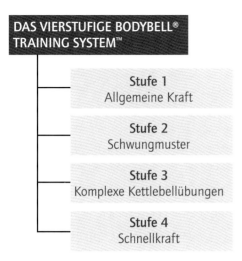

STUFE 1: ALLGEMEINE KRAFT

Die allgemeine Kraftvorbereitungsphase basiert auf einem vielseitigen Spektrum von Kraftübungen mit Kettlebells, die die Muskelkoordination und -ausdauer, die neurale Anpassung und die Körperwahrnehmung verbessern sollen. Bei den wichtigsten der in Stufe 1 vorgestellten Übungen handelt es sich um einzelne, isolierte Übungen sowie um zusammengesetzte Bewegungsübungen, die mehrere Muskelgruppen gleichzeitig trainieren. Diese Stufe enthält auch Übungshinweise zur Bewegungstechnik und Atmung mit dem Ziel der Verbesserung des Körperbewusstseins sowie der Maximierung der Muskelkraft, Ausdauer und Kettlebellkontrolle.

STUFE 2: SCHWUNGMUSTER

Das Schwungmuster schafft die Grundlage für die stetige Weiterentwicklung des Umgangs mit der Kettlebell. Bei den Schwungübungen handelt es sich um unverwechselbare Drills, durch die sich das Kettlebelltraining von allen anderen Kraftübungen unterscheidet. Die richtige Technik und die technische Weiterentwicklung ermöglicht dem Körper eine Steigerung der neuromuskulären Rekrutierung, wodurch die ganzkörperliche Kraft, Koordination und das Timing verbessert wird.

STUFE 3: KOMPLEXE KETTLEBELLÜBUNGEN

Durch die Verbesserung der allgemeinen Kraft und die Beherrschung des Schwungmusters schafft diese Stufe die Grundlage für die Ausübung komplexerer, funktional basierter Übungen, die weitere Herausforderungen an die Kraft, das Timing und die neuromuskuläre Koordination stellen. Aufgrund der Komplexität und des muskulären Gegengewichts, das benötigt wird, um jede Bewegung zu kontrollieren, besteht das Ziel darin, mit leichten Gewichten zu beginnen und die Muskelausdauer vor der Erhöhung des Kettlebellgewichts zu verbessern. Mit zunehmender Verbesserung der Bewegungsfunktion und der Kontrolle wird das Gewicht der Kettlebell ebenfalls erhöht. Des Weiteren wird die Anzahl der Wiederholungen und der Sätze (oder die Übungsdauer) und damit die Herausforderung gesteigert, wobei die Qualität (nicht die Quantität) der Bewegung stets das Hauptziel darstellt.

STUFE 4: SCHNELLKRAFTENTWICKLUNG
Nachdem die allgemeine Kraft verbessert wurde, das Schwungmuster beherrscht wird und komplexere Kettlebellübungen durchgeführt wurden, hat Ihr Körper die wichtige Core-Kraft, die Koordination und das Timing (zusätzlich zur Verfeinerung des neuromuskulären Netzwerks im gesamten Körper) entwickelt, um auf dieser Grundlage anspruchsvollere, schnellkraftbasierte Technikübungen für den ganzen Körper ausüben zu können. Auf der Stufe 4 konzentrieren wir uns auf Übungen, die zwei oder mehr grundlegende Kraftübungen zu einem Teil oder einer Sequenz einer simulierten olympischen Hebebewegung mit Kettlebells miteinander verknüpfen, wodurch ein hohes Maß an Geschwindigkeit, Kraft und Schnellkraft erzeugt wird. Auch hier besteht das Ziel darin, nie die Technik zu opfern, um eine schwerere Kettlebell heben zu können, und sicherzustellen, dass die Kraft und die funktionalen Bewegungsmuster ausgebildet wurden, bevor man diese auf Stufe 4 umsetzt. Dies ist wichtig, um die richtige Technik und Muskelkoordination aufzubauen und das für kraftvolle Hebebewegungen notwendige Timing zu entwickeln, zusammen mit der kontinuierlichen Anpassung der neuromuskulären Rahmenbedingungen als Teil einer progressiven Leistungsentwicklung unter Einsatz submaximaler Kettlebellgewichte. Auf diese Weise wird gewährleistet, dass die Technik beherrscht wird, bevor das Kettlebellgewicht erhöht wird.

DIE ANWENDUNG DES 3B-PRINZIPS™

Jede Übung weist eine Reihe von Schlüsselelementen auf, die berücksichtigt werden müssen, wenn man eine Bewegung vorbereitet und ausführt. Wenn man von Beginn an die richtige Technik anwendet, trägt dies dazu bei, dass man eine gute Technik entwickelt, die auch beibehalten wird, bis die Wiederholungen oder der Satz abgeschlossen sind. Die Schlüsselelemente, die erforderlich sind, um eine stabile Körperhaltung während des Trainings beizubehalten, sind Bestandteil einer einfachen Wortfolge zur Übungsvorbereitung, die ich das **3B-Prinzip**™ genannt habe und die folgendermaßen aussieht:

1. **AKTIVIERUNG DER BAUCHMUSKULATUR („BRACE")**
   Die Aktivierung und Anspannung Ihrer Bauchmuskeln (Core-Muskeln) während des Trainings ist wichtig, weil sie dabei hilft, das Bewusstsein für Ihre Körperposition zu steigern und auch zur Reduzierung der Belastung der unteren Rückenregion beiträgt.

2. **ATMUNG („BREATH")**
   Im Grundlagen- und Core-Krafttraining **atmen** Sie **aus**, wenn Sie Kraft ausüben, z. B. wenn Sie die Kettlebell in der Schulterpresse über Ihren Kopf drücken oder wenn Sie Ihren Körper aus der Hocke gerade nach oben aufrichten. Sie **atmen** dann in der Entlastungsphase **ein**, wenn Sie z. B. die Kettlebell aus der Überkopfposition wieder absenken oder wenn Sie Ihre Beine beugen, um in die Hocke zu gehen. Bei anderen Übungen, z. B. bei den Schwungmustern der Stufe 2 oder komplexeren Bewegungsmustern, sollte die Atmung während der gesamten Übung stets tief und konstant bleiben. Wenn Sie unsicher sind, sollten Sie nur sicherstellen, dass Ihre Atmung konstant bleibt – im Allgemeinen atmen Sie aus, wenn Sie Kraft aufwenden, und atmen ein, wenn Sie sich entlasten. Halten Sie niemals den Atem an.

3. **KÖRPERPOSITION („BODY POSITION")**
   Das 3B-Prinzip™ wird durch das dritte B vervollständigt, das sich auf die Fähigkeit bezieht, bei jeder Übung eine gute Körperhaltung und -technik beizubehalten. Stellen Sie bei allen Übungen sicher, dass Sie stets eine gute Kopf-, Hals-, Wirbelsäulen- und Beckenausrichtung beibehalten. Bei jeder Übung sollte das Hauptaugenmerk auf der Bewegungsqualität liegen. Wenden Sie, wenn Sie das nächste Mal irgendeine Übung ausführen, einfach das 3B-Prinzip™ von Anfang bis Ende an, um eine richtige Technik und Körperhaltung beizubehalten. Dies wird Ihnen dabei helfen, Ihre Kraft und Schnellkraft weiter zu steigern.

FUNKTIONALES AUFWÄRMEN

Mit zunehmender Verbesserung der wissenschaftlichen Kenntnisse und des Verständnisses unseres Körpers und der Trainingspraktiken spielt das funktionale (oder dynamische) Aufwärmen eine immer wichtigere Rolle zur Verbesserung der Bewegungsqualität und der sportlichen Leistung und zwar auf folgende Weise:

- Durch die im Rahmen des Aufwärmens absolvierten Bewegungsaktivitäten werden Herzfrequenz und die Körpertemperatur allmählich gesteigert.
- Das Muskel- und Nervensystem wird aktiviert.
- Die Muskeln und Gelenke werden über einen geeigneten Bewegungsumfang bewegt.
- Die Fähigkeit zur Muskelkontraktion wird verbessert und die folgenden Aktivitäten werden vorbereitet, wodurch die Verletzungsgefahr reduziert wird.
- Die Temperatur der Muskeln wird erhöht, sodass sie bereit sind, mit hoher Geschwindigkeit zu arbeiten.
- Die körperliche und geistige Aufmerksamkeit für die gesamte restliche Trainingseinheit wird verbessert.
- Das Aufwärmen beinhaltet Übungen zur Verbesserung des Gleichgewichts, der Technik und der Koordination.
- Das Aufwärmen verbessert die Athletik durch die Konzentration auf eine gute Technik und einen guten Bewegungsumfang.

Muskeln, die aufgewärmt sind und keiner Bewegungseinschränkung unterliegen, sichern die Bewegungsqualität in den folgenden Krafttrainingsübungen. Dies wird durch die Anwendung des 3B-Prinzips™ bei jeder Übung noch maximiert, denn dadurch wird eine gute Körperhaltung sichergestellt, während gleichzeitig die Kraftfähigkeiten, die funktionalen Fähigkeiten und die Schnellkraftleistung maximiert werden.

STUFENWEISES AUFWÄRMEN

Die erste Stufe eines guten Aufwärmprogramms ist die Erhöhung der Herzfrequenz und Muskeltemperatur durch eine das Herz-Kreislauf-System aktivierende Bewegung, wie Gehen oder leichtes Joggen, oder eine Belastung auf einem stationären Fahrrad oder Rudergerät, Laufband oder einem ähnlichen Gerät für ca. 5-10 min. Dies hilft auch bei der Konzentration auf das folgende Trainingsprogramm.

Die zweite Phase konzentriert sich auf den Bewegungsumfang und die Steuerung jedes Gelenks. Dies wird erreicht durch die Kombination einer dynamischen Bewegung über einen bestimmten Bewegungsumfang mit einem sich daran anschließenden, kurzen Stretching oder eine Reihe von Dehnübungen bei aufgewärmter Muskulatur, es sei denn, ein Gelenk ist überbeweglich und bedarf einer stabilisierenden Bewegung (statt einer Dehnung) zur besseren Muskelkontrolle. Während dieser Phase können Sie auch ermitteln, ob bestimmte Muskeln eine zusätzliche Dehnung oder weitere Muskelkontrolltechniken erfordern. Dieses Muster wird unten als Teil der Coach Collins™-Aufwärmsequenz demonstriert. (Weitere Informationen finden Sie im Buch *The Body Coach Speed for Sport*™.)

COACH COLLINS™ AUFWÄRMSEQUENZ – ZYKLUS 1

ANLEITUNG

Absolvieren Sie die folgende Aufwärmsequenz von Übung 1-8, bevor Sie die Übungen auf dem anderen Bein durchführen. Es handelt sich somit um insgesamt 16 Bewegungen von jeweils 6 s Dauer (*diese dynamische Aufwärm-Stretching-Sequenz dauert ca. 3 min*).

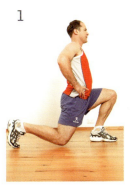
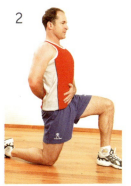
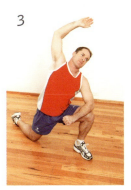
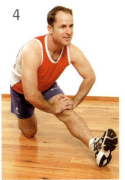

1. Beginnen Sie mit stationären Ausfallschritten, wobei das vorne stehende linke Bein 6 x auf- und abbewegt wird.
2. Senken Sie das hintere Knie auf den Boden ab, kippen Sie Ihr Becken nach vorne, und dehnen Sie den hinteren Oberschenkel 6 s lang.
3. Senken Sie Ihren linken Unterarm auf den vorderen Oberschenkel, während Sie Ihren rechten Arm über Ihren Kopf strecken, und neigen Sie Ihren Körper 6 s lang zur linken Seite.
4. Neigen Sie Ihren Körper nach hinten, und strecken Sie das vordere Bein, wobei Sie, um Ihre Lendenwirbelsäule zu stützen, Ihre Hände auf den Oberschenkel legen, und dehnen Sie Ihre hintere Oberschenkelmuskulatur 6 s lang.

5

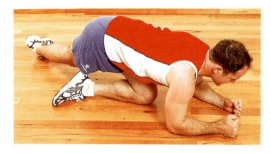

6

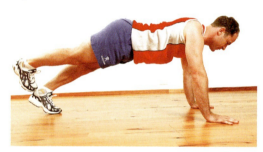

7 **8**

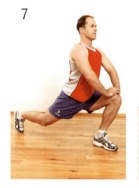
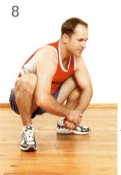

5. Beugen Sie das vordere Bein und legen Sie Ihr Schienbein auf den Boden, während Sie das hintere Bein quer zum Körper verlagern, stützen Sie sich auf Ihren Unterarmen ab und dehnen Sie Ihre Hüft- und Gesäßregion 6 s lang.

6. Richten Sie sich auf beiden Händen in eine frontale Stützposition auf, stellen Sie Ihren rechten Fuß auf die Ferse Ihres linken Fußes und dehnen Sie Ihre Wadenmuskulatur 3 s lang, absolvieren Sie danach 3 s lang einige leicht federnde Bewegungen.

7. Machen Sie mit Ihrem linken Bein einen Schritt nach vorne, legen Sie beide Hände auf Ihren vorderen Oberschenkel, wobei Sie Ihren Rumpf hoch aufgerichtet halten, und dehnen Sie 6 s lang.

8. Setzen Sie sich bei schulterbreit auseinanderstehenden Füßen nach hinten, wobei Ihre Arme sich innerhalb Ihrer Knie befinden, und drücken Sie die Knie 6 s lang nach außen, um die Adduktoren zu dehnen.

COACH COLLINS™-AUFWÄRMSEQUENZ – ZYKLUS 2

Die Kettlebell kann auch als Teil des Aufwärmzyklus eingesetzt werden. Führen Sie die folgende Übungssequenz mit einem Paar leichter Kettlebells auf kontinuierliche Weise durch, bevor Sie ohne Pause zur nächsten Übung übergehen! Dies dient dem Aufwärmen der Muskeln, Sehnen und Gelenke des Oberkörpers für anspruchsvollere Übungen sowie der Ausrichtung der Konzentration und Aufmerksamkeit auf eine gute Körperhaltung. Jede in dieser Phase zu spürende Muskelspannung oder Einschränkung muss vor der Fortsetzung des Trainings beachtet werden.

1. Absolvieren Sie acht Hebeübungen vor dem Körper (Seite 58).
2. Absolvieren Sie acht Hebungen zur Seite (Seite 67).
3. Absolvieren Sie acht Ruderbewegungen in aufrechter Stellung (Seite 54).
4. Absolvieren Sie acht vorne übergebeugte Ruderbewegungen (Seite 49).
5. Absolvieren Sie acht Überkopfpressen (Seite 65).
6. Absolvieren Sie acht Bizepscurls (Seite 77).
7. Absolvieren Sie acht Trizepsstreckungen (Seite 72).

COACH COLLINS™ AUFWÄRMSEQUENZ – ZYKLUS 3

Zyklus 3 der Aufwärmphase dient dem Aufwärmen der Muskeln, Sehnen und Gelenke der unteren Körperhälfte. Führen Sie die folgende Übungssequenz mit einem Paar leichter Kettlebells auf kontinuierliche Weise durch, bevor Sie ohne Pause zur nächsten Übung übergehen!

1. Absolvieren Sie acht Wechselbein-Ausfallschritte nach vorne (Seite 91).
2. Absolvieren Sie acht frontale Kniebeugen (Seite 101).
3. Absolvieren Sie acht abwechselnde seitliche Ausfallschritte (Seite 91).
4. Absolvieren Sie acht Druckpressen (Schwungdrücken) (Seite 138).
5. Absolvieren Sie acht Beckenstöße (Seite 25).

Vor dem Eintritt in die Hauptphase Ihres Trainings sollten Sie sich daran erinnern, dass Sie sich vor jeder Übung mit einer leichten bis mäßig schweren Kettlebell aufwärmen sollten. Auf diese Weise richten Sie Ihre Konzentration und Aufmerksamkeit auf jede Übung aus und bereiten sich auch auf das in Kürze folgende, anspruchsvollere Kettlebellgewicht vor.

PROGRESSIVES KRAFTTRAINING

Bei jeder körperlichen Aktivität wachsen Ihre Muskeln als Reaktion auf die Herausforderung, der sie ausgesetzt werden. Im Laufe der Zeit passen die Muskeln sich an diesen Reiz an und verlangen nach einer zusätzlichen Herausforderung, damit es zu einem weiteren Zuwachs an Muskelkraft kommt. Der für diese Änderung notwendige Reiz dreht sich um **acht Schlüsselelemente**, von denen einige gleichzeitig wirken.

ACHT SCHLÜSSELELEMENTE	BESCHREIBUNG
1. Trainingsintensität	Gehobenes Gewicht (oder gehobene Masse); basierend auf einem Prozentsatz des persönlichen, maximal gehobenen Gewichts oder des 1RM (Repetition Maximum = Einerwiederholungsmaximum); wird von erfahrenen Sportlern und Trainern zur Festlegung der Trainingsbelastungen, Wiederholungen und Sätze verwendet.
2. Bewegungsschnelligkeit	Geschwindigkeitsverhältnis der konzentrischen und exzentrischen Bewegung sowie das Massen-Wiederholungsverhältnis der gehobenen Last – d. h. langsam, schnell oder eine Kombination von beidem, zum Beispiel 3:1:1-Verhältnis (oder 3 s exzentrisch, 1 s Übergang, 1 s konzentrisch) im Hypertrophietraining. Variationen dieser Verhältnisse sind möglich, wodurch die Intensität und die Zugewinne an Maximalkraft manipuliert werden.
3. Die Zeit, während der Muskel sich unter Spannung befindet	Anzahl der absolvierten Wiederholungen; Bewegungsschnelligkeit und Belastungsintensität.
4. Art der Belastung	Tatsächlich absolvierte Übung und Bewegung für eine bestimmte Muskelgruppe – weil es zahlreiche Varianten für jede Muskelgruppe gibt.
5. Belastungsumfang	Gesamtzahl der absolvierten Wiederholungen und Sätze sowie die Trainingshäufigkeit.
6. Erholungsperioden	Die Ruhepausen zwischen den Übungen und Sätzen können das Ausmaß der Müdigkeit oder Regeneration entscheidend beeinflussen.
7. Frequenz	Häufigkeit des Trainings pro Woche.
8. Mentaler Fokus	Wie viel Einsatz und Konzentration Sie auf Ihre Trainingseinheit verwenden.

Im Krafttraining spielen die Kettlebells und die Variationen dieser acht Schlüsselelemente eine wichtige Rolle für die Festlegung Ihrer Trainingsziele und das Erreichen spezifischer Ergebnisse.

SICHERHEITSHINWEISE

VERMEIDEN SIE ÜBERBEANSPRUCHUNGEN
Achten Sie darauf, dass Sie bei der Isolierung spezifischer Muskeln keinen unausgewogenen Zustand herstellen. Eine muskuläre Unausgewogenheit kann dazu führen, dass ein bestimmter Muskel intensiver belastet wird als die unterstützenden und stabilisierenden Muskeln, wodurch das Verletzungsrisiko zunimmt. Das Ziel besteht darin, durch eine gleichmäßige Belastung aller Muskelgruppen eine muskuläre Balance herzustellen, statt den Schwerpunkt auf irgendeinen einzelnen Bereich zu legen. Stellen Sie sicher, dass das Erreichen des vollen Bewegungsumfangs ohne unnötigen Stress möglich ist.

DAS KEIN-SCHMERZ-PRINZIP
Wenn Sie beim Training einen scharfen oder besorgniserregenden Schmerz verspüren, sollten Sie das Training sofort unterbrechen. Achten Sie darauf, sich vor dem Fortsetzen des Trainings gut aufzuwärmen. Sollten die Schmerzen länger anhalten, suchen Sie stets sofort einen Arzt auf.

KETTLEBELLVARIANTEN
Verschiedene Kettlebellmarken unterscheiden sich in der Form, dem Gewicht, der Größe und der Dicke des Griffs. Es ist wichtig, dass man hieran denkt, weil sich dadurch oft die Gewichtsverlagerung und die Bewegungsmechanik ändert, was eine höhere Konzentration auf die Technik erfordert.

DIE WAHL DES KETTLEBELLGEWICHTS

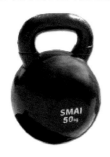

Wenn man mit einer neuen Übung oder einem neuen Bewegungsmuster beginnt, sollte das Gewicht der Kettlebell gering sein und die Technik muss beherrscht werden, bevor man zu einem höheren Gewicht wechselt. Dadurch wird sichergestellt, dass die Muskeln, die Gelenke und das Bindegewebe sich an die Anforderungen der jeweiligen Bewegung angepasst haben. Das Kettlebellgewicht beginnt bei 4 Kilogramm

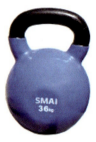
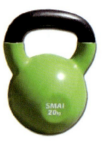

(kg) und steigert sich in 4-kg-Schritten bis zu 40 und 50 kg oder schwerer. In den meisten Fällen beginnt man mit einer 4-16 kg schweren Kettlebell, um die Grundlagen der einzelnen Übungen zu erlernen und seine Technik zu verbessern, bevor man eine schwerere Kettlebell verwendet.

STATISCHE KRAFT VOR DYNAMISCHER KRAFT

Bei Kettlebells ist es sehr wichtig, mit grundlegenden, isolierten Bewegungsmustern zu beginnen, um eine gute Core-Kraft und ein gutes Körperbewusstsein zu entwickeln, bevor man dynamischere, funktionale, mehr Muskeln einbeziehende oder komplexe Bewegungsmuster entwickelt. In anderen Worten, lernen und absolvieren Sie einfache Bewegungen, bevor Sie zu komplexeren übergehen.

HANDKONTROLLE

Bei den meisten Übungen erfordern die Bewegungen Aktionen, bei denen sich der Kettlebellgriff selbst innerhalb der Handinnenfläche dreht, bevor ein fester Griff angewendet wird. Dies erfordert eine gute Hand-, Handgelenk-, Ellbogen-, Arm- und Schulterkraft, um die Bewegung zu kontrollieren, und eine große Kraft der Core-Muskeln, um das Gleichgewicht beizubehalten.

DIE SCHNELLIGKEIT DER BEWEGUNG

Die Bewegungsschnelligkeit, mit der jede Wiederholung durchgeführt wird, spielt eine wichtige Rolle im Kettlebelltraining. Aufgrund der Gewichtsverlagerung müssen die Bewegungen zunächst in einem langsamen, kontrollierten Muster mit einer leichten Kettlebell erlernt werden, um das wichtige Muskelgedächtnis sicherzustellen, auf das man zurückgreifen kann, wenn man zu dynamischen Bewegungen ähnlicher Art, die mit einer schwereren Kettlebell durchgeführt werden, wechselt.

Technikverschlechterung: Wenn sich während der Durchführung einer Übungswiederholung oder eines -satzes die Technik verschlechtert, sollte die Bewegung abgebrochen oder unter Anwendung des 3B-Prinzips™ neu eingestellt werden. Denken Sie daran, dass es beim Kettlebelltraining stets vorrangig um die Bewegungsqualität geht!

Trainer: Aufgrund der einzigartigen Natur der Kettlebell ist ein qualifizierter Trainer oder Personal Trainer notwendig, der jede Übung demonstriert und Ihre Bewegungstechnik beurteilt.

Prüfen Sie das Gerät: Wenn die Kettlebell beschädigt ist und/oder scharfe Metallkanten aufweist, sollten Sie sie nicht länger verwenden und sofort ersetzen. Befolgen Sie immer die Anweisungen und Richtlinien des Herstellers.

Freier Raum: Achten Sie beim Training mit der Kettlebell darauf, dass Sie sich in einem freien, offenen Raum befinden. So ist z. B. ein Raum von 3 x 3 m gut geeignet.

Zentralnervensystem (ZNS): Je schwerer die Kettlebell und je schneller die Bewegung ist, desto höher ist die Anforderung an das zentrale Nervensystem. Dies führt zu einer schnellen Ermüdung, und es bedarf einer qualitativ hochwertigen Kontrolle, kurzer Intervallbelastungsabschnitte und des Beibehaltens einer guten Technik, gefolgt von längeren Ruhezeiten zwischen den Sätzen, die eine vollständige Wiederherstellung ermöglichen.

ABWÄRMEN NACH DEM TRAINING

Die Praxis des Abwärmens nach dem Training über einen Zeitraum von etwa 5 min mit lockeren Belastungen und anschließendem Stretching spielt eine wichtige Rolle bei der Reduzierung Ihrer Herzfrequenz und Atmung auf das normale Niveau. Eine allgemeine Regel besagt, dass man nach dem Training für jede Belastungsstunde 5-10 min stretchen sollte. Sorgen Sie dafür, dass dieses Stretching nach dem Training gründlicher ist als das Stretching im Rahmen des Aufwärmens. Achten Sie darauf, dass Sie alle wichtigen Muskelgruppen, die Sie während Ihrer Trainingseinheit belastet haben, dehnen. Dehnen Sie jede Muskelgruppe 10-20 s oder länger, 2-3 x. Beispiele für das Stretching finden Sie im *The Body Coach Stretching Book*.

KAPITEL 2

KAPITEL 1:   KETTLEBELLTRAINING

KAPITEL 2:   BODYBELL®-TRAINING SYSTEM™:

SIEBEN WICHTIGE KETTLEBELL-BEWEGUNGSMUSTER

KAPITEL 3:   STUFE 1: ALLGEMEINE KRAFTÜBUNGEN

MIT KETTLEBELLS

KAPITEL 4:   STUFE 2: SCHWUNGMUSTER

KAPITEL 5:   STUFE 3: KOMPLEXE KETTLEBELLÜBUNGEN

KAPITEL 6:   STUFE 4: SCHNELLKRAFTENTWICKLUNG

KAPITEL 7:   RICHTLINIEN FÜR DAS KONDITIONSTRAINING

MIT KETTLEBELLS

KAPITEL 8:   BONUS-KAPITEL: 25 DYNAMISCHE TRAININGSDRILLS

MIT DEM MEDIZINBALL

BODYBELL®-TRAINING SYSTEM™:

SIEBEN WICHTIGE KETTLEBELL-BEWEGUNGSMUSTER

1. ENTWICKLUNG DES HÜFTSTOSSES

Der Hüftstoß spielt eine wichtige Rolle bei der Kettlebellschwungbewegung der Arme und der Bewegung der Beine in der Kniebeuge, während man die untere Körperhälfte mithilfe des Beckens kontrolliert. Um die erforderliche Technik des Schwingens der Hüfte nach vorne und der Anspannung der Gesäßmuskulatur bei gleichzeitiger Vermeidung jeglicher Schwungbewegung der Beine zu erlernen, sollte man die folgenden drei Übungen beherrschen, bevor man mit den Schwungbewegungen beginnt.

1A: Hintere Oberschenkelbrücke mit Beckenstoß und Anspannung der Gesäßmuskulatur

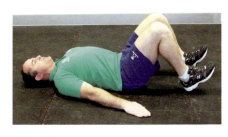
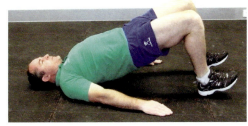

Abgesenkt *Beckenstoß & Anspannung der Gesäßmuskeln*

Liegen Sie auf Ihrem Rücken, pressen Sie Ihre Gesäßmuskeln zusammen und spannen Sie Ihre Bauchmuskeln an, während Sie sich auf Ihre Fersen aufrichten. Atmen Sie während der Anspannung aus.

1B: Sumo-Kniebeuge

Beschreibung

- Beginnen Sie mit weiter als schulterbreit auseinandergestellten Füßen, Ihre Arme sind nach unten gestreckt und halten die auf dem Boden liegende Kettlebell.
- Atmen Sie bei der Bewegung nach oben aus.
- Drücken Sie Ihre Hüften nach vorne und pressen Sie Ihre Gesäßbacken zusammen bzw. spannen Sie Ihre Gesäßmuskeln an.
- Drücken Sie Ihre Füße in den Boden.
- Stellen Sie sicher, dass Ihre Bauchmuskeln angespannt sind.
- Atmen Sie ein, während Sie sich absenken.

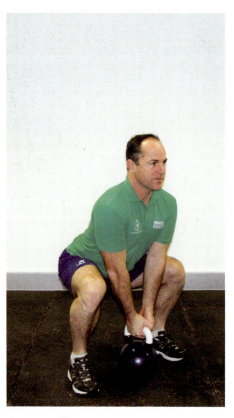

Ausgangsstellung

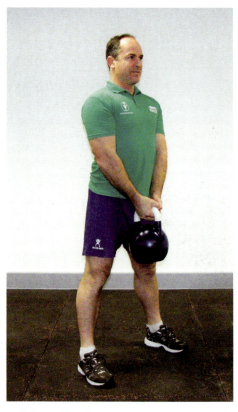

Anheben, Stoß und Anspannung der Gesäßmuskeln

1C: Hüftstoß im Stehen (Gegengewichtsmechanismus)

Unterdrücken Sie die Anspannung Ihrer Core-Muskeln, indem Sie Ihre Gesäßbacken zusammenpressen und Ihre Bauchmuskeln anspannen, wenn Sie die Kettlebell aus der Hocke mit den Armen nach oben schwingen, während Sie Ihre Beine durchstrecken. Üben Sie zunächst ohne Kettlebell, indem Sie nur Ihre Hände vor Ihrem Körper schwingen. Halten Sie als Nächstes eine leichte Kettlebell in beiden Händen, und üben Sie, wie unten gezeigt.

Alle Bewegungen mit einer Kettlebell erfordern einen Gewichtsausgleich im ganzen Körper zur Bewegungssteuerung. So erfordert beispielsweise die Bewegung während des Schwingens der Kettlebell mit den Armen nach oben und der Streckung der Hüfte nach vorne einen Gewichtsausgleich im Bereich der Waden- und hinteren Oberschenkelmuskeln sowie der Gesäß- und Lendenwirbelsäulenregion. Während der Körper sich streckt, werden die Hüften schnell nach vorne gestoßen, während die Gesäßmuskulatur zusammengepresst wird. Vermeiden Sie eine Neigung nach hinten.

Während Sie die Kettlebell wieder nach unten durch Ihre Beine hindurchschwingen, müssen Sie Ihre Core-Muskeln als wirksamen Gegengewichtsmechanismus kräftig kontrahieren.

Timing und ein gutes Zusammenspiel der Muskelgruppen bei jeder Bewegung ist der wichtigste Faktor für ein erfolgreiches Kettlebelltraining. Beginnen Sie mit einer leichten Kettlebell und gehen Sie erst zu einer schwereren Kettlebell über, wenn Sie diese Bewegung beherrschen.

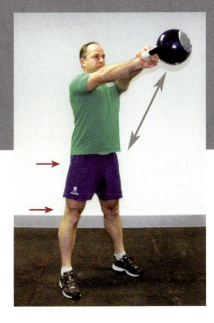
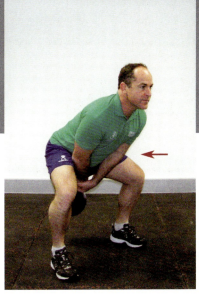

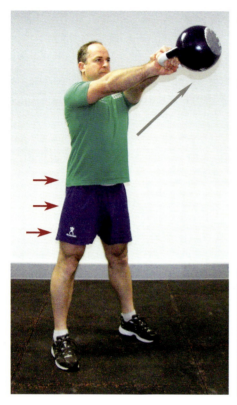
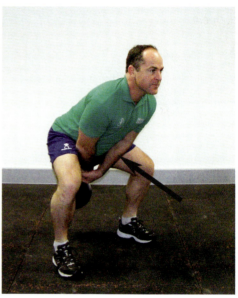

Gegengewicht (hinten)

Schwungbahn

Gegengewicht (vorne) / Bauchmuskeln

ÜBERBLICK ÜBER DEN GEGENGEWICHTSMECHANISMUS

Während die Bewegungsbahn der Arme mit der Kettlebell vor Ihrem Körper nach oben ansteigt, bildet die Rückseite Ihres Körpers (im Bereich der Rücken- und Gesäßmuskulatur) das Gegengewicht. Andererseits bilden die angespannten Bauchmuskeln das Gegengewicht während der Absenkungsphase der Schwungbewegung (und der Kniebeuge).

2. DIE RACKPOSITION

Die Rackposition ist die Armposition in der Ausgangsstellung oder wenn die Kettlebell vom Boden zur Brust hin angehoben wird, vor dem Heben über den Kopf.

Zu den Variablen der Rackposition gehört der **Oberhandgriff (Ristgriff)** in den folgenden Positionen:

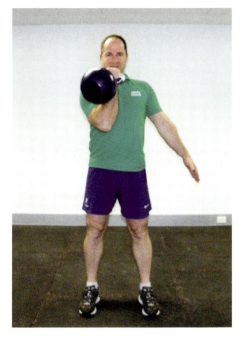

1. Handinnenflächen zur Brust

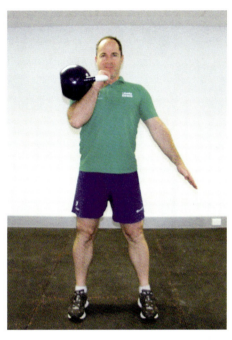

2. Handknöchel zur Seite

Die Entscheidung, welche beiden Rackpositionen verwendet werden, hängt von der eigenen Beweglichkeit und der Muskelkontrolle ab. Achten Sie darauf, dass Ihre Schultern, Ihr Rücken und Ihre Schulterblätter zusammengepresst sind. Sie müssen Ihre Bauchmuskeln unter Einsatz des 3B-Prinzips™ anspannen.

3. AUFHEBEN DER KETTLEBELL

3A: Ausgangspunkt

Treten Sie vor die Kettlebell (sodass sie hinter Ihren Fersen liegt), gehen Sie in die Hocke, reichen Sie mit Ihren Armen durch Ihre Beine und fassen Sie den Kettlebellgriff mit beiden Händen, dabei zeigen die Handknöchel nach vorne.

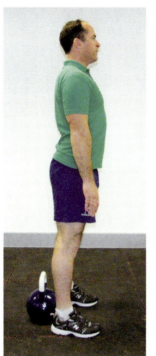

Hinweis: Achten Sie auf einen flachen Rücken. Ein gewölbter Rücken kann durch eine eingeschränkte Beweglichkeit der hinteren Oberschenkelmuskulatur in der Hockstellung verursacht werden. Diese Einschränkung kann durch regelmäßiges Stretching und Beweglichkeitsübungen der hinteren Oberschenkelmuskulatur sowie der Hüft- und Gesäßmuskeln zur Steigerung der Bewegungseffizienz behoben werden.

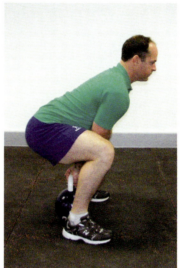

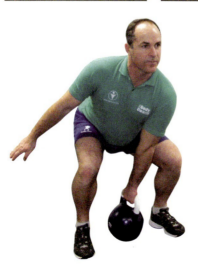

3B: Alternative Übung

Heben Sie die Kettlebell mit einer Hand an, die Handknöchel sind nach innen gedreht, der Daumen zeigt nach außen.

4. ÜBER-KOPF-GRIFFPOSITIONEN

Unten sind einige der wichtigsten, bei verschiedenen Überkopfbewegungsmustern mögliche Griffpositionen dargestellt. Varianten dieser Griffpositionen können mit einer Kettlebell oder zwei Kettlebells angewendet werden. Achten Sie während der gesamten Übung auf eine hohe Bewegungsqualität und Sicherheit.

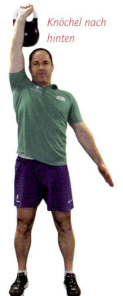

Knöchel nach hinten

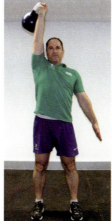

Knöchel zur Seite

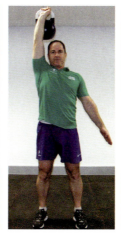

Position mit der Kettlebellunterseite nach oben – Halten des Griffs

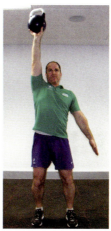

Fingerspitzenpresse – unter der Kettlebellunterseite

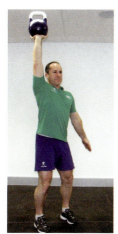

Kellnerpresse – Handinnenfläche unter der Kettlebell

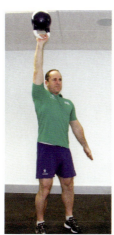

Doppelte Kellnerpresse – die Kettlebell wird am Griff über den Kopf gehalten

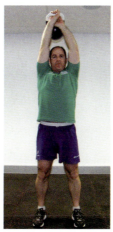

Durchgreifen – zwei Hände an einer Kettlebell im Unterhandgriff (Kammgriff)

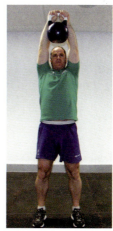

Durchgreifen – zwei Hände an einer Kettlebell im Oberhandgriff (Ristgriff) mit um den Griff gelegtem Daumen

Hinweis: Zusätzliche Armbewegungen können in den Kniebeuge- und Ausfallschrittpositionen durchgeführt werden.

5. RÜCKENSTELLUNG UND -WINKEL

Die Tiefe und der Winkel, in dem man den Körper absenkt, gemessen an der Beinbeugung (Kniebeuge) und dem Körperwinkel zwischen der Hüfte und dem Kopf (besonders bei jeder Schwungbewegung), bestimmen die auf bestimmten Körperbereichen ruhende Last, wie unten gezeigt.

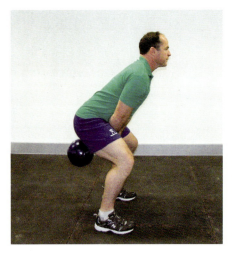

Last auf den Gesäß- und hinteren Oberschenkelmuskeln

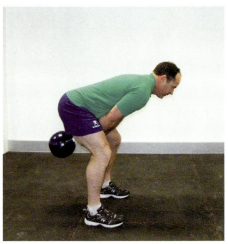

Last auf dem Lendenwirbelsäulenbereich (nicht zu empfehlen)

Varianten
- Schwerpunkt auf dem Gesäß
- Kniebeugetiefe und Beinwinkel

Handstellungen
- Einarmschwung ⎫ Handwinkel
- Doppelarmschwung ⎭

- Gleichgewichtsarm (ruhend oder angehoben)
- Knöchel vorne
- Knöchel innen

6. SCHWUNGBOGENBEREICHE 1-4

Die Schwungbogenbereiche der Kettlebell vor dem Körper bei jeder Einzel- oder Doppelarmschwungbewegung bestimmen die konzentrischen und exzentrischen Übergangsbelastungspunkte der Arm-, Schulter- und Rückenmuskulatur sowie den Einsatz des Gewichtsausgleichs. Als Ergebnis ist es wichtig, sicherzustellen, dass man bei ausdauernden Schwungbewegungen mit leichten Lasten einen ausreichenden Bewegungsumfang und eine gute Muskelkontrolle beibehält. Dies unterstützt die Entwicklung einer guten Körperwahrnehmung, Muskelkontrolle, Kraft und Ausdauer, korrekter Muskelrekrutierungsmuster und einer hohen Bewegungseffizienz im ganzen Körper. Unabhängig davon, ob Sie mit einem Arm oder mit beiden Armen üben, sollten Sie also darauf achten, dass Sie über einen Zeitraum von 6-8 Wochen ein solides Fundament mit leichten Kettlebells und einer schrittweisen Vergrößerung des Bewegungsumfangs des Schwungbogens von der Stufe 1 bis zur Stufe 3 entwickeln und die Kontrolle über Ihre Bewegung beibehalten. Vermeiden Sie das Überschreiten des Schwungbogens der dritten Stufe, es sei denn, Sie üben unter Anleitung eines geprüften Kraft- und Konditionstrainers.

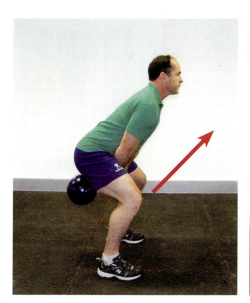
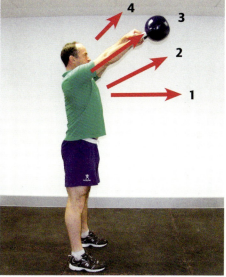

Stellen Sie die Schwungkontrolle und das Körperbewusstsein durch die Aufrechterhaltung des 3B-Prinzips™ sicher.

Atemmuster
- Ausatmung – oben
- Einatmung – unten

7. DER QUICK SNAP – DIE SCHNELLE SCHNAPPBEWEGUNG

Sobald Sie die ersten sechs wichtigsten Kettlebellbewegungsmuster durchlaufen haben, sind Sie bereit für einen wichtigen Bewegungsübergang, den ich als **Quick Snap** (schnelle Schnappbewegung) bezeichne. Einfach gesagt, bedeutet die Bezeichnung **Quick Snap** das Erreichen der flüssigsten, schnellsten und kontrolliertesten Bewegung vom Boden aus oder mit jeder beliebigen einarmigen Schwungbewegung in die Rackposition.

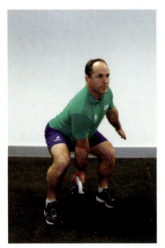
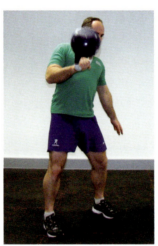
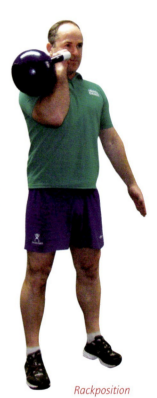

Bewegungsbeginn

Übergang und Drehung der Kettlebell in der Hand

Rackposition

Das Ergreifen der auf dem Boden liegenden Kettlebell mit einer Hand, bei nach innen zeigenden Handknöcheln und nach hinten zeigendem Daumen zu Beginn der Bewegung (wie zuvor mit der linken Hand in 3B gezeigt), oder das Schwingen der Kettlebell durch die Beine hindurch als Vorbereitung des bevorstehenden Übergangs sind die effizientesten Ausgangspositionen, von denen aus dieser Übergang in die Rackposition erfolgen kann. Bei nach hinten zeigendem Daumen ist das Handgelenk und der Unterarm für einen schnellen, effizienten und kontrollierten Übergang in die Rackposition perfekt positioniert, wobei die Kettlebell sich um die Hand herum dreht, wodurch die Belastung des Handgelenks und des Unterarms in der Rackposition verringert wird. Da viele ähnliche Übergänge jedes Mal im Training auftreten, trägt die Fähigkeit, derartige Bewegungen besser zu kontrollieren, dazu bei, das Risiko von Verletzungen und Blutergüssen am

Unterarm, die bei der Durchführung einer schlechten Übergangstechnik auftreten können, zu reduzieren. Aus diesem Grund sollten Sie mit leichten Gewichten beginnen und den **Quick Snap** mit jeder Hand üben.

FÜNF WICHTIGE SICHERHEITSTIPPS FÜR DAS KETTLEBELLTRAINING

1. Suchen Sie sich einen geeigneten Kettlebelltrainingsplatz – einen großen Bereich, sodass Sie die Kettlebell ungehindert schwingen können.
2. Beginnen Sie mit einer leichten Kettlebell und steigern Sie mit zunehmender Verbesserung Ihrer Muskelkontrolle, Grundlagenkraft und Ausdauer das Kettlebellgewicht allmählich.
3. Wenden Sie das 3B-Prinzip™ an, sodass Sie jedes Bewegungsmuster bewusst absolvieren.
4. Legen Sie den Schwerpunkt stets mehr auf die Bewegungsqualität als auf die Bewegungsquantität!
5. Legen Sie ausreichende Erholungspausen ein, um maximale Kraft- und Schnellkraftsteigerungen zu erreichen und die Anfälligkeit für Überlastungsverletzungen zu reduzieren.

Unter Berücksichtigung dieser sieben Schlüsselbewegungsmuster und der wesentlichen Sicherheitstipps für das Kettlebelltraining beginnen wir nun mit der Stufe 1 des BodyBell® Training Systems™.

KAPITEL 3

KAPITEL 1:   KETTLEBELLTRAINING

KAPITEL 2:   BODYBELL®-TRAINING SYSTEM™:
             SIEBEN WICHTIGE KETTLEBELL-BEWEGUNGSMUSTER

**KAPITEL 3:   STUFE 1: ALLGEMEINE KRAFTÜBUNGEN
             MIT KETTLEBELLS**

KAPITEL 4:   STUFE 2: SCHWUNGMUSTER

KAPITEL 5:   STUFE 3: KOMPLEXE KETTLEBELLÜBUNGEN

KAPITEL 6:   STUFE 4: SCHNELLKRAFTENTWICKLUNG

KAPITEL 7:   RICHTLINIEN FÜR DAS KONDITIONSTRAINING
             MIT KETTLEBELLS

KAPITEL 8:   BONUS-KAPITEL: 25 DYNAMISCHE TRAININGSDRILLS
             MIT DEM MEDIZINBALL

STUFE 1: ALLGEMEINE KRAFTÜBUNGEN MIT KETTLEBELLS

Allgemeine Kraftübungen mit Kettlebells schaffen eine wichtige Grundlage für die Verbesserung der Kraft, Ausdauer, Muskelkontrolle und des Körperbewusstseins vor der Durchführung komplexerer Kraftübungen mit Kettlebells. Auf der Stufe 1 besteht das Ziel darin, eine solide Kraft-, Ausdauer-, Koordinations- und Timinggrundlage durch die Konzentration auf das Muskelkorsett und die neuromuskuläre Steuerung unter Verwendung einer Kettlebell auf verschiedenen Bewegungsebenen zu entwickeln.

DAS VIERSTUFIGE BODYBELL® TRAINING SYSTEM™

- Stufe 1 — Allgemeine Kraft
- Stufe 2 — Schwungmuster
- Stufe 3 — Komplexe Kettlebellübungen
- Stufe 4 — Schnellkraft

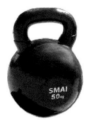

Der Schwerpunkt dieses Kapitels liegt auf Schlüsselübungen zur Steigerung der Muskelentwicklung im gesamten Körper. Die Übungen betreffen sowohl isolierte Einzelgelenk- als auch zusammengesetzte Mehrgelenkübungen für die folgenden Muskelregionen:

- Brustkorb
- Rücken
- Schultern (Arme)
    - × Trizeps
    - × Bizeps
- Beine
    - × Kreuzheben (Deadlifts) – dies ist kein Muskelbereich
    - × Ausfallschritte – dies ist kein Muskelbereich
    - × Kniebeugen – dies ist kein Muskelbereich
- Waden
- Bauch- und Core-Muskeln

BRUSTKORB

Die Kräftigung der Brust und der Arme, zusammen mit der Bauchregion, spielt eine wichtige Rolle für die Balance zwischen der oberen und der unteren Körperhälfte. Die Grundregel für alle Brustübungen lautet, dass der Beitrag des M. triceps umso größer und der Beitrag der Brustmuskeln umso geringer ist, je enger die Handposition und -bewegung ist. Umgekehrt gilt, dass der Beitrag der Brustmuskeln umso größer und der Beitrag des M. triceps umso geringer ist, je breiter die Hand- oder Bewegungswinkelposition ist. Die primären und sekundären Muskeln, auf die abgezielt wird, sind:

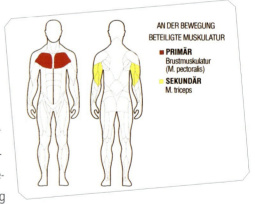

AN DER BEWEGUNG BETEILIGTE MUSKULATUR
■ **PRIMÄR** Brustmuskulatur (M. pectoralis)
■ **SEKUNDÄR** M. triceps

- **M. pectoralis (Brustkorb)** – großer, fächerförmiger Muskel, der sich über die Vorderseite des oberen Brustkorbs hinzieht;
- **M. triceps** – die Rückseite des Oberarms.

8. EINARMIGE BRUSTPRESSE

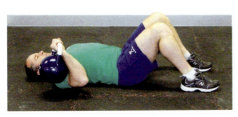 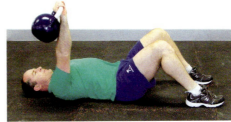

Ausgangsstellung   *Mittlere Position*

Beschreibung
- Liegen Sie mit gebeugten Knien und Armen auf dem Boden, ergreifen Sie die Kettlebell mit einer Hand, die Handknöchel zeigen nach hinten, und der andere Arm ruht an Ihrer Seite.
- Wenden Sie das 3B-Prinzip™ an.
- Atmen Sie aus und drücken Sie die Kettlebell gerade und vertikal nach oben, bis Ihr Arm über Ihrem Kopf gestreckt ist, bevor Sie ihn wieder kontrolliert absenken.
- Wiederholen Sie die Übung mit dem anderen Arm.

Übungsvarianten
- Liegend auf dem Boden.
- Liegend auf einer flachen Kraftbank.
- Liegend auf einem Bosu®-Ball.
- Liegend auf einem Schaumstoffroller.
- Liegend auf einem Gymnastikball – dies erfordert eine Körperdrehung und ein Anheben der Schulter mit Armstreckung.

Übungsvariante: Drehen Sie Ihren Körper beim Anheben der Arme
Pressen Sie, während Sie Ihre Hüfte und Ihren Rumpf drehen, die Kettlebell gerade nach oben, und absolvieren Sie die Bewegungen in umgekehrter Reihenfolge, bis Sie die Ausgangsposition wieder erreicht haben. Wiederholen Sie die Bewegung, wobei Sie Ihren Kopf die ganze Zeit über auf dem Boden halten.

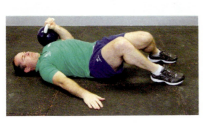
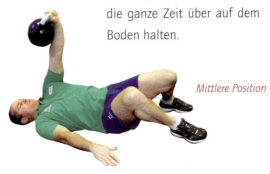

Ausgangsstellung   *Mittlere Position*

9. BEIDHÄNDIGE BODENPRESSE

Beschreibung

- Liegen Sie auf dem Boden, Ihre Knie sind gebeugt, und Ihre an den Seiten liegenden Arme sind ebenfalls nach oben hin gebeugt, fassen Sie die Kettlebells mit beiden Händen, die Handknöchel zeigen nach hinten.
- Wenden Sie das 3B-Prinzip™ an.

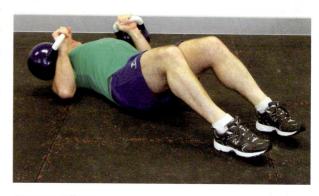

Ausgangsstellung

- Drücken Sie, während Sie ausatmen, beide Arme gleichzeitig gerade und vertikal nach oben, bis Sie über Ihrem Brustkorb gestreckt sind, senken Sie sie dann mit einer kontrollierten Bewegung wieder ab.

Stellen Sie sicher, dass Sie die Kettlebell gerade nach oben drücken, und vermeiden Sie jegliche Vorwärts- oder Rückwärtsbewegung hinter den Schultern.

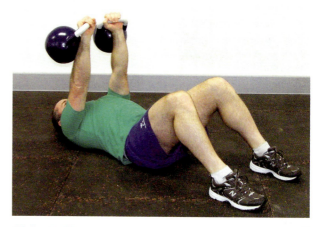

Mittlere Position

KAPITEL 3 | STUFE 1: ALLGEMEINE KRAFTÜBUNGEN MIT KETTLEBELLS 41

10. ABWECHSELNDE KETTLEBELL-BRUSTPRESSE

Beschreibung

- Liegen Sie auf dem Boden, Ihre Knie sind gebeugt und Ihre an den Seiten liegenden Arme sind ebenfalls nach oben hin gebeugt, fassen Sie die Kettlebells mit beiden Händen, die Handknöchel zeigen nach hinten.
- Wenden Sie das 3B-Prinzip™ an.
- Drücken Sie, während Sie ausatmen, einen Arm gerade nach oben, wobei Sie die Rückseite Ihrer Schulter durch das Drehen der Hüfte und des Rumpfs vom Boden lösen, bis Ihr Arm vertikal über Ihrer Brust gestreckt ist.
- Senken Sie Ihren Arm mit einer kontrollierten Bewegung ab und wiederholen Sie die Bewegung mit dem anderen Arm.

Stellen Sie sicher, dass Sie die Kettlebell gerade nach oben drücken, und vermeiden Sie jegliche Vorwärts- oder Rückwärtsbewegung hinter den Schultern.

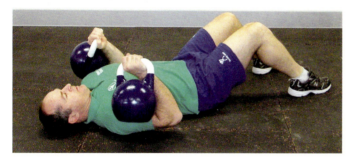

Ausgangsstellung

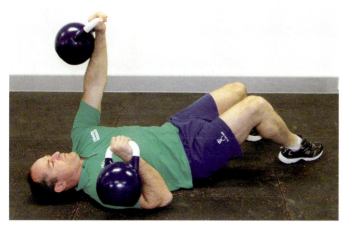

Mittlere Position

11. PRESSE AUF EINER FLACHEN BANK

Beschreibung

- Liegen Sie in Rückenlage auf einer flachen Bank, Ihre Füße stehen schulterbreit auseinander auf dem Boden. Beide Arme sind vertikal nach oben gestreckt, die Kettlebells werden mit nach oben zeigenden Handinnenflächen und eng zusammenliegenden Händen gehalten.
- Wenden Sie das 3B-Prinzip™ an.
- Atmen Sie ein, während Sie gleichzeitig beide Arme absenken, indem Sie Ihre Ellbogen beugen, bis die Kettlebells sich auf einer Ebene mit Ihrer Brust befinden.
- Atmen Sie aus, während Sie die Kettlebells zurück in die Ausgangsposition führen und damit eine Wiederholung beendet haben.

Varianten

Diese Übung kann auch auf einem Gymnastikball oder liegend auf einer Schrägbank durchgeführt werden, um unterschiedliche Brustbereiche zu belasten.

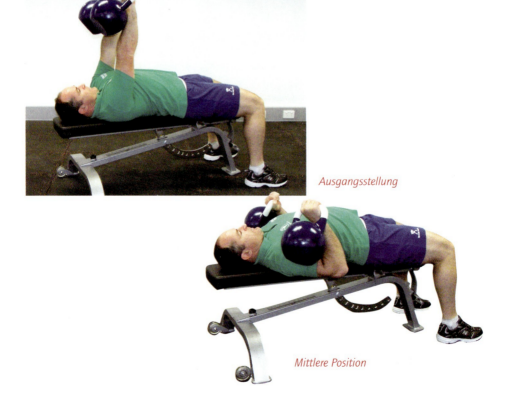

Ausgangsstellung

Mittlere Position

KAPITEL 3 | STUFE 1: ALLGEMEINE KRAFTÜBUNGEN MIT KETTLEBELLS

12. ABWECHSELNDE PRESSE AUF EINER FLACHEN BANK 2+1

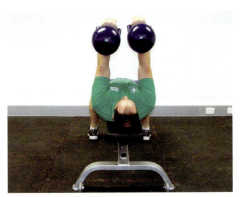

Ausgangsstellung

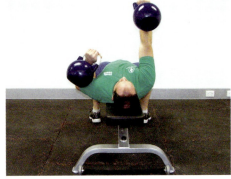

Senken Sie Ihren linken Arm ab.

Beschreibung

- Liegen Sie in Rückenlage auf einer flachen Bank, Ihre Füße stehen schulterbreit auseinander auf dem Boden. Beide Arme sind vertikal nach oben gestreckt, die Kettlebells werden mit nach oben zeigenden Handinnenflächen und eng zusammenliegenden Händen gehalten.
- Wenden Sie das 3B-Prinzip™ an.
- Atmen Sie ein, während Sie eine Kettlebell absenken, indem Sie Ihren Ellbogen beugen, bis die Kettlebell sich auf einer Ebene mit Ihrer Brust befindet. Stellen Sie dabei sicher, dass Sie Ihre Core-Muskeln angespannt halten.
- Atmen Sie aus, während Sie die Armbewegung abwechseln, wobei Sie gleichzeitig die abgesenkte Kettlebell wieder vertikal nach oben heben und die andere Kettlebell zu Ihrer Brust hin absenken. Damit haben Sie eine Wiederholung durchgeführt.

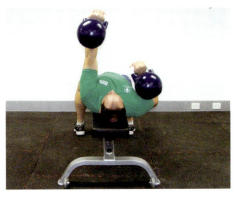

Senken Sie Ihren rechten Arm ab.

Varianten

Diese Übung kann durchgeführt werden, indem Sie einen Arm absenken und anheben, bevor Sie die Bewegung mit dem anderen Arm wiederholen. Die Übung kann auch liegend auf einer Schrägbank oder einem Gymnastikball durchgeführt werden.

13. BRUST-FLY

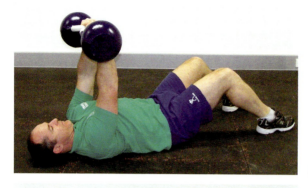
Ausgangsstellung

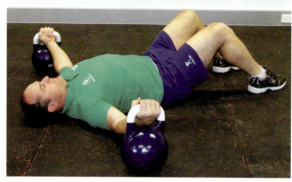
Mittlere Position

Beschreibung

- Liegen Sie in Rückenlage auf dem Boden. Ihre Knie sind gebeugt und die Arme sind vertikal über Ihrer Brust angehoben. Sie halten die Kettlebells in beiden, dicht beieinanderliegenden Händen, Ihre Arme sind leicht gebeugt und Ihre Handknöchel zeigen nach außen.
- Wenden Sie das 3B-Prinzip™ an.
- Atmen Sie ein, während Sie gleichzeitig beide Arme in einer Halbkreisbewegung absenken und die Arme dabei in einer fixierten Position halten, bis die Kettlebells den Boden erreichen. Stellen Sie sicher, dass in Ihrem Lendenwirbelsäulenbereich keine Wölbung entsteht.
- Atmen Sie aus, während Sie gleichzeitig beide Kettlebells zurück in die Ausgangsposition heben. Damit haben Sie eine Wiederholung durchgeführt.

Anmerkung: Diese Übung kann auch auf einem Gymnastikball, einer flachen Bank, einer nach oben ansteigenden oder nach unten geneigten Bank durchgeführt werden, um unterschiedliche Brustbereiche zu belasten.

KAPITEL 3 | STUFE 1: ALLGEMEINE KRAFTÜBUNGEN MIT KETTLEBELLS   45

14. FLY AUF EINER FLACHEN BANK

Beschreibung

- Liegen Sie in Rückenlage auf einer flachen Bank, Ihre Füße stehen schulterbreit auseinander auf dem Boden, beide Arme sind vertikal über Ihrer Brust gestreckt. Sie halten die Kettlebells in beiden, dicht beieinanderliegenden Händen, Ihre Arme sind leicht gebeugt und Ihre Handknöchel zeigen nach außen.
- Wenden Sie das 3B-Prinzip™ an.
- Atmen Sie ein, während Sie gleichzeitig beide Arme in einer Halbkreisbewegung absenken und die Arme dabei in einer fixierten Position halten, bis die Kettlebells den Boden erreichen. Stellen Sie sicher, dass in Ihrem Lendenwirbelsäulenbereich keine Wölbung entsteht.
- Atmen Sie aus, während Sie gleichzeitig beide Kettlebells zurück in die Ausgangsposition heben. Damit haben Sie eine Wiederholung durchgeführt.

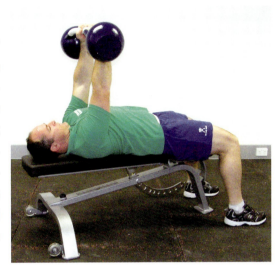
Ausgangsstellung

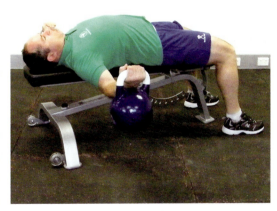
Mittlere Position

Anmerkung: Diese Übung kann auch auf einem Gymnastikball sowie auf einer nach oben ansteigenden oder nach unten geneigten Bank durchgeführt werden, um unterschiedliche Brustbereiche zu belasten.

RÜCKEN

Die folgenden Übungen beanspruchen sowohl die Rücken- als auch die Armmuskeln. Die Übungen beinhalten Bewegungen der Schulterblätter, des Schultergürtels sowie der Ellbogen- und Handgelenke. Die primär belasteten Muskeln sind:

- Der **M. trapezius** – der obere Bereich des Rückens, manchmal als „Traps" (oberer Trapezmuskel) bezeichnet. Dabei handelt es sich um den Muskel, der vom Nacken zur Schulter verläuft.

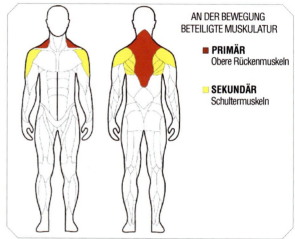

- Die **M. latissimus dorsi** – die großen Muskeln des mittleren Rückens. Wenn sie richtig trainiert sind, geben sie dem Rücken eine schöne V-Form, sodass die Taille schmaler erscheint. Übungsbeispiele sind Klimmzüge, Chin-ups und Pull-downs.

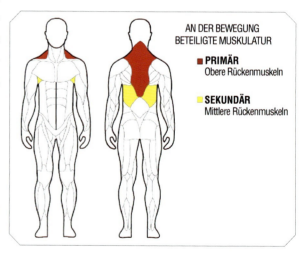

- Der **M. deltoideus** – die Schulterkappe. Dieser Muskel besteht aus drei Teilen: der vordere, der mittlere und der hintere M. deltoideus. Unterschiedliche Bewegungen beanspruchen die unterschiedlichen Abschnitte.
- Die **Rautenmuskeln** – die Muskeln im mittleren Bereich des oberen Rückens zwischen den Schulterblättern. Sie werden bei Chin-ups und anderen Bewegungen, bei denen die Schulterblätter zusammengeführt werden, belastet.

KAPITEL 3 | STUFE 1: ALLGEMEINE KRAFTÜBUNGEN MIT KETTLEBELLS

15. EINARMIGES RUDERN

Beschreibung

- Stehen Sie so, dass ein Bein vor- und das andere zurückgestellt ist.
- Stützen Sie Ihre vordere (linke) Hand oberhalb Ihres Knies ab, der andere Arm befindet sich nach unten gestreckt neben dem vorderen Fuß – die Handknöchel zeigen nach außen.
- Wenden Sie das 3B-Prinzip™ an.
- Halten Sie Ihr Handgelenk gerade und heben Sie den Arm an Ihrer Seite nach oben an, wobei der Ellbogen die Bewegung anführt, dann senken Sie den Arm wieder ab.
- Wiederholen Sie die Übung mit dem anderen Arm.

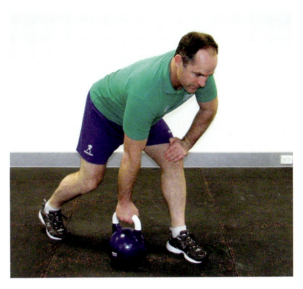

Ausgangsstellung

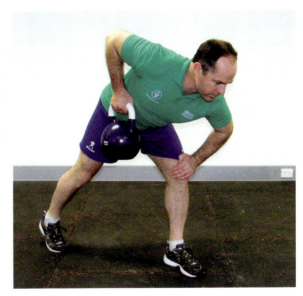

Mittlere Position

16. LINEMAN-RUDERN

Beschreibung

- Stehen Sie hoch aufgerichtet mit den Füßen weiter als schulterbreit auseinander und halten Sie eine Kettlebell in Armlänge vor Ihrem Körper.
- Beugen Sie Ihre Hüfte und Ihre Knie, während Sie Ihren Rumpf nach vorne neigen, bis er sich fast parallel zum Boden befindet. Halten Sie Ihren Arm so, dass die Kettlebell sich auf der Höhe Ihres Fußknöchels befindet, die Handknöchel zeigen nach außen, der andere Arm wird ein wenig seitlich nach unten gestreckt.
- Wenden Sie das 3B-Prinzip™ an.
- Halten Sie Ihren Kopf, Hals und Rücken die ganze Zeit über in einer neutralen Position.
- Atmen Sie aus, während Sie die Kettlebell nach oben an Ihrem Körper vorbeiziehen, wobei der Ellbogen die Bewegung anführt. Halten Sie Ihre Arme die ganze Zeit über dicht an Ihrem Körper.
- Atmen Sie ein, während Sie Ihren Arm absenken. Damit haben Sie eine Wiederholung durchgeführt.
- Wiederholen Sie die Übung mit der Kettlebell in der anderen Hand.

Anmerkung: Spannen Sie Ihre Core-Muskeln an und strecken Sie den ruhenden Arm weit nach außen als zusätzliche Belastung für die Core-Muskeln.

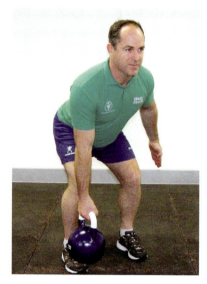

Ausgangsstellung

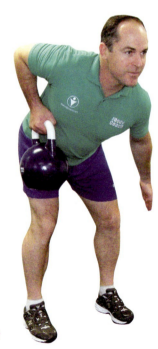

Mittlere Position

KAPITEL 3 | STUFE 1: ALLGEMEINE KRAFTÜBUNGEN MIT KETTLEBELLS

BEIDARMIGES RUDERN – NEUTRALER GRIFF

17. RUDERN BEI NACH VORNE GENEIGTEM OBERKÖRPER

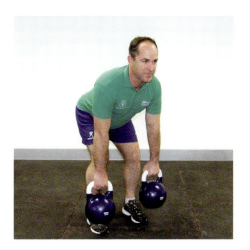
Ausgangsstellung

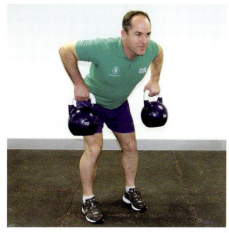
Mittlere Position

Beschreibung
- Beginnen Sie in der halben Kniebeugestellung mit leicht gebeugten Beinen und flachem Rücken. Ihre Arme hängen gestreckt nach unten, in beiden Händen halten Sie eine Kettlebell, die Handknöchel zeigen nach vorne.
- Wenden Sie das 3B-Prinzip™ an.
- Heben Sie beide Ellbogen in einer Ruderbewegung hoch an, bevor Sie sie wieder absenken.

Übungsvarianten
Griffvarianten
- Die Handknöchel zeigen nach außen – neutraler Griff mit dicht am Körper gehaltenen Ellbogen beim Anheben und Absenken.
- Die Handknöchel zeigen nach vorne – breiter Griff mit hoch angehobenen Ellbogen.
- Gegenläufige, abwechselnde Armbewegungen.

Bankvarianten für die oben angeführten drei Griffvarianten
- In Bauchlage auf einer flachen Bank.
- In Bauchlage auf einer in einem geringen Winkel nach oben gerichteten Schrägbank.

18. UMGEKEHRTER FLY BEI NACH VORNE GENEIGTEM OBERKÖRPER

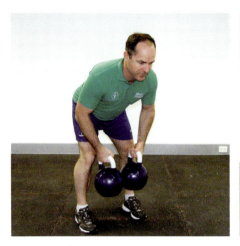
Ausgangsstellung

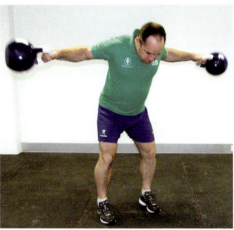
Mittlere Position

Beschreibung
- Stehen Sie mit hüftbreit auseinandergestellten Füßen und fassen Sie die vor Ihrem Körper liegenden Kettlebells.
- Beugen Sie Ihre Knie und Ihre Hüfte, während Sie Ihren Rumpf nach vorne neigen, bis er sich parallel zum Boden befindet und Ihre Arme vor Ihrem Körper leicht gebeugt sind und mit nach außen zeigenden Handknöcheln nach unten hängen.
- Wenden Sie das 3B-Prinzip™ an.
- Halten Sie Ihren Kopf, Hals und Rücken die ganze Zeit über in einer neutralen Position.
- Atmen Sie aus, während Sie beide Arme nach oben und nach außen in einer bogenförmigen Bewegung anheben, bis sich Ihre Oberarme parallel zum Boden befinden.
- Atmen Sie ein, während Sie Ihre Arme absenken. Damit haben Sie eine Wiederholung durchgeführt.

Anmerkung: Diese Übung kann auch durchgeführt werden, wenn Sie in Brustlage auf einer hohen, flachen Bank oder auf einer Schrägbank liegen. Während einer dynamischen Bewegung befinden sich die Kettlebells im angehobenen Zustand auf einer Linie mit den Armen (wie gezeigt). Wenn Sie eine langsame, kontrollierte Bewegung durchführen, kann es sein, dass die Kettlebell sich in der Hand in einem 90°-Winkel dreht, wobei ihre Unterseite stets zum Boden hin zeigt.

KAPITEL 3 | STUFE 1: ALLGEMEINE KRAFTÜBUNGEN MIT KETTLEBELLS

19. PULL-OVER (ÜBERZÜGE) AUF DEM GYMNASTIKBALL

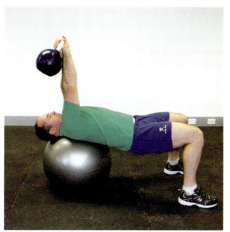
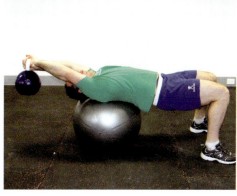

Ausgangsstellung   *Mittlere Position*

Beschreibung

- Liegen Sie mit Ihrem oberen Rückenbereich auf einem Gymnastikball, Ihre Arme halten Sie leicht gebeugt vertikal nach oben, beide Hände fassen das obere Griffende einer Kettlebell, wobei die Handinnenflächen nach oben zeigen. Ihre Knie sollten gebeugt sein und Ihre Füße stehen auf dem Boden.
- Wenden Sie das 3B-Prinzip™ an – halten Sie dabei Ihre Hüfte hoch und auf einer Linie mit Ihren Knien und Schultern.
- Atmen Sie ein, während Sie Ihre Arme über Ihrem Kopf in einer bogenförmigen Bewegung absenken, vermeiden Sie dabei jegliche Wölbung Ihrer Lendenwirbelsäule, bis Ihre Oberarme sich neben Ihren Ohren befinden.
- Atmen Sie aus, während Sie die Kettlebell wieder zurück über Ihren Kopf nach oben ziehen. Damit haben Sie eine Wiederholung durchgeführt.

Anmerkung: Diese Übung kann auch durchgeführt werden, wenn Sie mit Ihrem oberen Rückenbereich längs oder quer (seitlich) auf einer flachen Bank liegen, wobei Ihre Knie gebeugt sind und Sie Ihre Hüften hoch halten.

20. EINARMIGES RUDERN IN AUFGERICHTETER HALTUNG

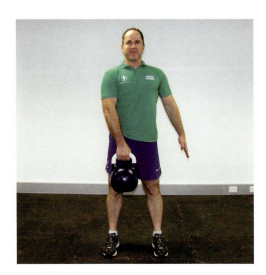

Ausgangsstellung

Beschreibung

- Stehen Sie mit schulterbreit auseinandergestellten Füßen, eine Hand befindet sich seitlich in einigem Abstand neben Ihrer Hüfte, und die andere hält die Kettlebell vor Ihrem Oberschenkel, wobei die Handknöchel nach vorne zeigen.
- Wenden Sie das 3B-Prinzip™ an.
- Heben Sie Ihren Arm an, wobei der Ellbogen die Bewegung anführt, dann senken Sie ihn wieder ab.
- Halten Sie Ihr Handgelenk die ganze Zeit über gerade.
- Wiederholen Sie die Übung mit dem anderen Arm.

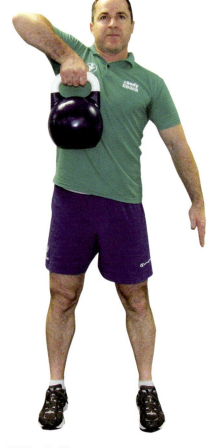

Mittlere Position

Anmerkung: Die Steigerung dieser Übung ist ein hoher Zug vom Boden aus.

21. RUDERN IN AUFGERICHTETER HALTUNG MIT EINER KETTLEBELL

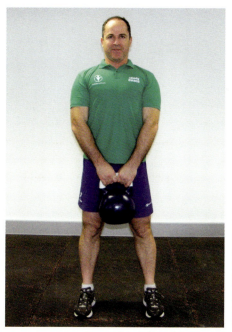
Ausgangsstellung

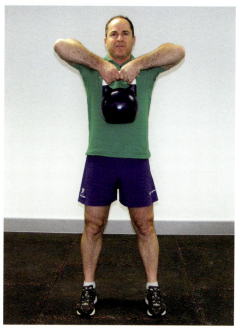
Mittlere Position

Beschreibung

- Beginnen Sie in einer aufgerichteten, stehenden Stellung mit schulterbreit auseinandergestellten Füßen und vor Ihren Oberschenkeln nach unten gestreckten Armen, fassen Sie den Kettlebellgriff, die Handknöchel zeigen nach vorne.
- Wenden Sie das 3B-Prinzip™ an.
- Ihre Ellbogen führen die Bewegung an, atmen Sie aus, während Sie Ihre Ellbogen hoch anheben, wobei Sie die Kettlebell dicht am Körper in Brusthöhe halten (unter Ihrem Kinn).
- Vermeiden Sie jegliches Anheben der Kettlebell nach vorne oder ein Beugen Ihrer Handgelenke.
- Atmen Sie ein und senken Sie die Kettlebell wieder ab. Damit haben Sie eine Wiederholung durchgeführt.

Variante

- Beginnen Sie in einer halben Kniebeugestellung, die Kettlebell befindet sich abgesenkt zwischen Ihren Beinen, heben Sie gleichzeitig Ihren Körper an und ziehen Sie die Kettlebell nach oben.

22. RUDERN IN AUFGERICHTETER HALTUNG MIT ZWEI KETTLEBELLS

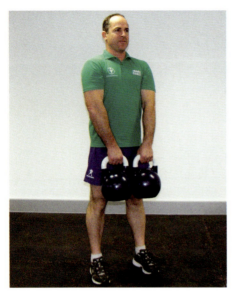
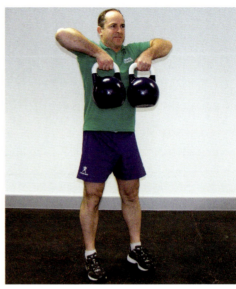

Ausgangsstellung *Mittlere Position*

Beschreibung

- Beginnen Sie in einer aufgerichteten, stehenden Stellung mit schulterbreit auseinandergestellten Füßen und vor Ihren Oberschenkeln nach unten gestreckten Armen, halten Sie die Kettlebells dicht zusammen, die Handknöchel zeigen nach vorne.
- Wenden Sie das 3B-Prinzip™ an.
- Ihre Ellbogen führen die Bewegung an, atmen Sie aus, während Sie Ihre Ellbogen hoch anheben, wobei Sie die Kettlebells dicht am Körper in Brusthöhe halten (unter Ihrem Kinn).
- Vermeiden Sie jegliches Anheben der Kettlebell nach vorne oder ein Beugen Ihrer Handgelenke.
- Atmen Sie ein und senken Sie die Kettlebells wieder ab. Damit haben Sie eine Wiederholung durchgeführt.

Varianten

- Beginnen Sie in einer halben Kniebeugestellung, die Kettlebells befinden sich abgesenkt zwischen Ihren Beinen, heben Sie gleichzeitig Ihren Körper an und ziehen Sie die Kettlebells nach oben.
- Diese Übung kann auch im Stehen mit einer breiteren Armstellung durchgeführt werden (als ob man eine olympische Hantel mit schulterbreitem Griff halten würde), und heben Sie Ihre Ellbogen und Oberarme an, bis sie sich parallel zum Boden befinden.

SCHULTERN

Der **M. deltoideus** (Schultermuskel) zieht sich über die Schulter und besteht aus drei unterschiedlichen Segmenten:

1. Der **vordere** M. deltoideus, der Ihnen das Anheben Ihres Arms nach vorne ermöglicht.
2. Der **mittlere** M. deltoideus, der Ihnen das Anheben Ihres Arms zur Seite ermöglicht.
3. Der **hintere** M. deltoideus, der Ihnen das Ziehen Ihres Arms nach hinten ermöglicht, wenn er sich senkrecht zum Rumpf befindet.

Unterschiedliche Übungsbewegungen der Schulter belasten die unterschiedlichen Abschnitte des M. deltoideus.

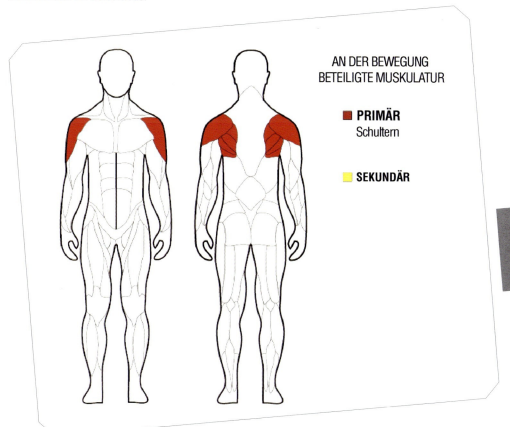

23. EINARMIGES ANHEBEN DER KETTLEBELL VOR DEM KÖRPER – 1

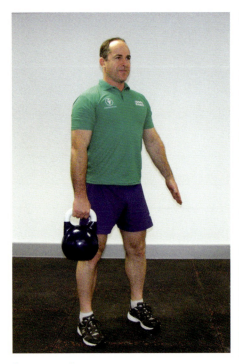

Ausgangsstellung

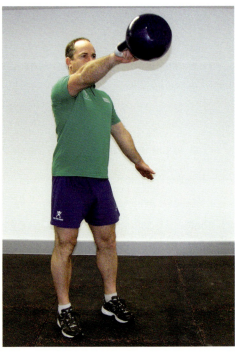

Mittlere Position

Beschreibung

- Stehen Sie mit schulterbreit auseinandergestellten Füßen, eine Hand befindet sich neben Ihrer Hüfte und die andere hält die Kettlebell vor dem Oberschenkel, wobei die Handknöchel nach vorne zeigen.
- Wenden Sie das 3B-Prinzip™ an.
- Heben Sie einen Arm vor Ihrem Körper nach oben bis auf Augenhöhe an, dann senken Sie ihn wieder mit einer kontrollierten Bewegung ab.
- Wiederholen Sie die Übung mit dem anderen Arm.

Anmerkung: Bei einer dynamischen Bewegung befindet die Kettlebell sich in der angehobenen Stellung auf einer Linie mit dem Arm und dem Handgelenk (wie gezeigt). Wenn Sie eine langsame, kontrollierte Bewegung durchführen, kann die Kettlebell sich in der Hand in einem 90°-Winkel drehen, wobei ihre Unterseite stets zum Boden hin zeigt.

KAPITEL 3 | STUFE 1: ALLGEMEINE KRAFTÜBUNGEN MIT KETTLEBELLS

24. EINARMIGES ANHEBEN DER KETTLEBELL VOR DEM KÖRPER – 2

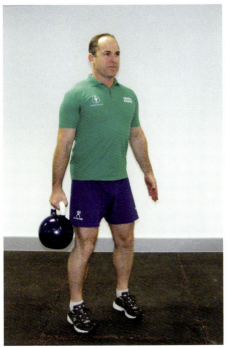
Ausgangsstellung

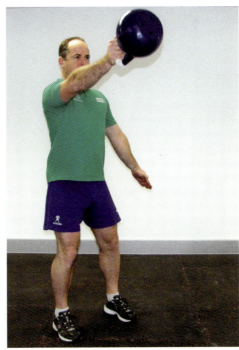
Mittlere Position

Beschreibung

- Stehen Sie mit schulterbreit auseinandergestellten Füßen, eine Hand befindet sich neben Ihrer Hüfte und die andere hält die Kettlebell vor dem Oberschenkel, wobei die Handknöchel nach vorne zeigen.
- Wenden Sie das 3B-Prinzip™ an.
- Heben Sie einen Arm vor Ihrem Körper nach oben bis auf Augenhöhe an, dann senken Sie ihn wieder, wobei Sie den Kettlebellgriff sich in Ihrer Hand drehen lassen.
- Wiederholen Sie die Übung mit dem anderen Arm.

25. BEIDARMIGES ANHEBEN DER KETTLEBELL VOR DEM KÖRPER

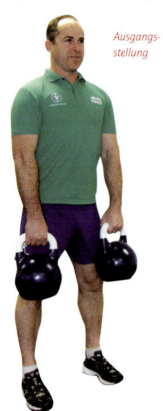

Ausgangsstellung

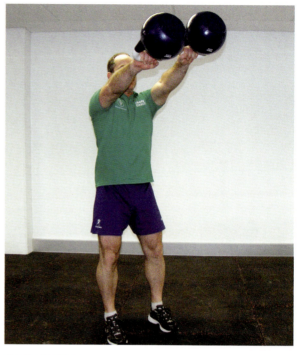

Mittlere Position

Beschreibung

- Stehen Sie mit schulterbreit auseinandergestellten Füßen, halten Sie die Kettlebells mit beiden Händen vor Ihren Oberschenkeln, Ihre Handknöchel zeigen nach vorne.
- Wenden Sie das 3B-Prinzip™ an.
- Heben Sie Ihre Arme vor Ihrem Körper nach oben bis auf Augenhöhe an, dann senken Sie sie wieder ab. Damit haben Sie eine Wiederholung durchgeführt.

Varianten

- Ihre Handknöchel zeigen nach vorne.
- Ihre Arme ruhen an Ihren Seiten, die Handknöchel zeigen beim Anheben nach außen, achten Sie die ganze Zeit über auf ein gerades Handgelenk.
- Abwechselndes Armheben – jeweils eine Kettlebell.

Anmerkung: Bei einer dynamischen Bewegung befindet die Kettlebell sich in der angehobenen Stellung auf einer Linie mit dem Arm und dem Handgelenk (wie gezeigt). Wenn Sie

KAPITEL 3 | STUFE 1: ALLGEMEINE KRAFTÜBUNGEN MIT KETTLEBELLS

eine langsame, kontrollierte Bewegung durchführen, kann die Kettlebell sich in der Hand in einem 90°-Winkel drehen, wobei ihre Unterseite stets zum Boden hin zeigt.

26. EINARMIGE SCHULTERPRESSE

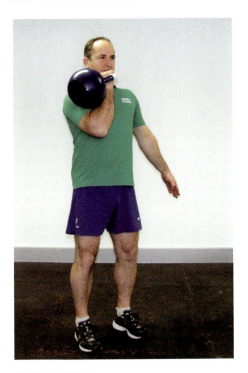

Ausgangsstellung

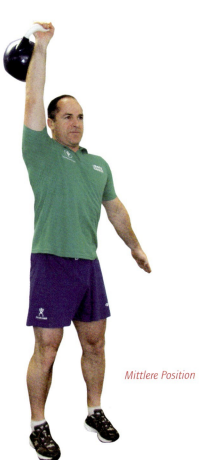

Mittlere Position

Beschreibung
- Stehen Sie mit schulterbreit auseinandergestellten Füßen, ein Arm befindet sich ausgestreckt an Ihrer Seite, und mit der anderen Hand halten Sie die Kettlebell in der Rackposition auf Schulterhöhe.
- Wenden Sie das 3B-Prinzip™ an.
- Heben Sie den Arm über Ihren Kopf und zählen Sie bis drei, achten Sie dabei auf eine gerade Körperposition.
- Wiederholen Sie die Übung mit dem anderen Arm.

Variante
- Folgen Sie der Kettlebell mit Ihren Augen, während Sie sie mit einer leichten Rumpfbeugung über Ihren Kopf anheben.

27. AUFWÄRTSPRESSEN DER KETTLEBELL MIT DER UNTERSEITE NACH OBEN

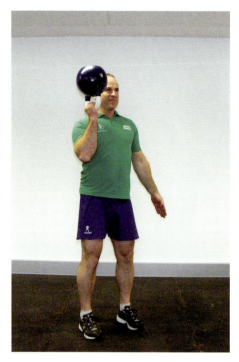

Ausgangsstellung

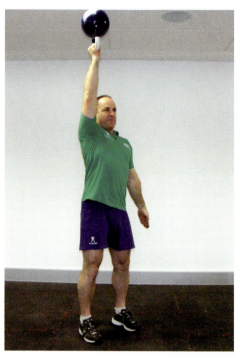

Mittlere Position

Beschreibung

- Stehen Sie mit schulterbreit auseinandergestellten Füßen, ein Arm ist zur Seite hin gestreckt, mit der anderen Hand halten Sie die Kettlebell am Griff mit der Unterseite nach oben in Schulterhöhe.
- Wenden Sie das 3B-Prinzip™ an.
- Heben Sie Ihren Arm über den Kopf und zählen Sie bis drei, dann senken Sie ihn wieder ab, wobei Sie erneut bis drei zählen, achten Sie dabei auf eine gerade Körperhaltung. Halten Sie auch den Griff fest, um jegliche Bewegung der Kettlebell zu vermeiden.
- Wiederholen Sie diese Übung mit dem anderen Arm.

Variante

- Folgen Sie der Kettlebell mit Ihren Augen, während Sie sie mit einer leichten Rumpfbeugung über Ihren Kopf anheben.

KAPITEL 3 | STUFE 1: ALLGEMEINE KRAFTÜBUNGEN MIT KETTLEBELLS

28. KETTLEBELLPRESSE

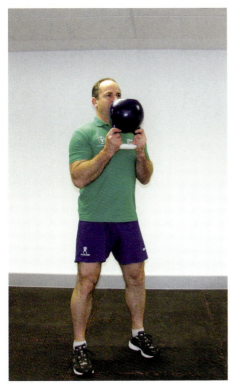
Ausgangsstellung

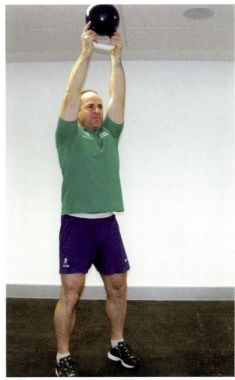
Mittlere Position

Beschreibung
- Stehen Sie mit schulterbreit auseinandergestellten Füßen, die Arme sind gebeugt und beide Hände sind vor Ihrer Brust angehoben und fassen den Griff der Kettlebell, deren Unterseite nach oben zeigt.
- Wenden Sie das 3B-Prinzip™ an.
- Heben Sie die Kettlebell über den Kopf und zählen Sie bis drei, dann senken Sie sie wieder ab, wobei Sie erneut bis drei zählen, achten Sie dabei auf eine gerade Körperhaltung.

29. KELLNERPRESSE

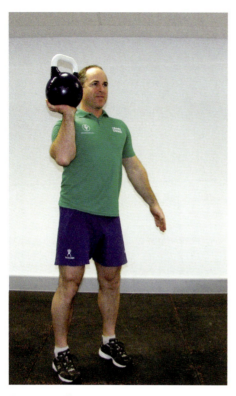

Ausgangsstellung

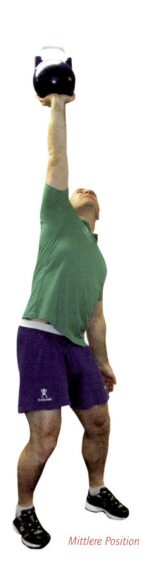

Mittlere Position

Beschreibung
- Stehen Sie mit schulterbreit auseinandergestellten Füßen, eine Hand befindet sich ausgestreckt an Ihrer Seite und die andere Hand flach unter der Unterseite der Kettlebell auf Schulterhöhe.
- Wenden Sie das 3B-Prinzip™ an.
- Heben Sie Ihren Arm über Ihren Kopf, und zählen Sie bis drei, dann senken Sie die Kettlebell wieder ab, wobei Sie erneut bis drei zählen.
- Folgen Sie der Kettlebell mit Ihren Augen, während Sie sie mit einer leichten Rumpfbeugung über Ihren Kopf anheben.
- Wiederholen Sie die Übung mit dem anderen Arm.

KAPITEL 3 | STUFE 1: ALLGEMEINE KRAFTÜBUNGEN MIT KETTLEBELLS 63

30. FINGERSPITZENPRESSE

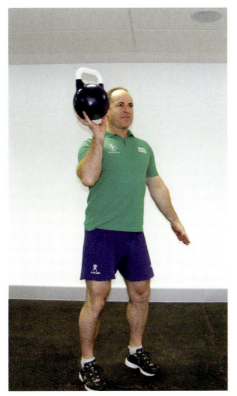
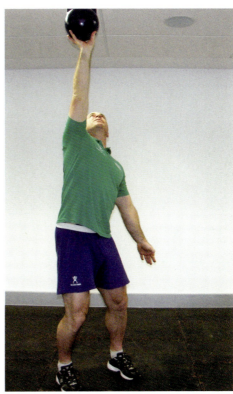

Ausgangsstellung *Mittlere Position*

Beschreibung
- Stehen Sie mit schulterbreit auseinandergestellten Füßen, eine Hand befindet sich ausgestreckt an Ihrer Seite, und die andere hält die Unterseite der Kettlebell mit gespreizten Fingern auf Schulterhöhe.
- Wenden Sie das 3B-Prinzip™ an.
- Heben Sie Ihren Arm über Ihren Kopf und zählen Sie bis drei, dann senken Sie sie wieder ab, wobei Sie erneut bis drei zählen.
- Folgen Sie der Kettlebell mit Ihren Augen, während Sie sie mit einer leichten Rumpfbeugung über Ihren Kopf anheben.
- Wiederholen Sie die Übung mit dem anderen Arm.

31. KETTLEBELLPRESSE IM SITZEN

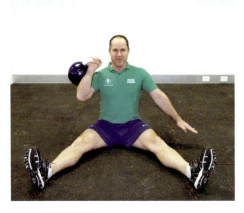
Ausgangsstellung

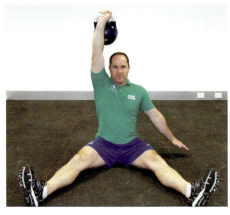
Mittlere Position

Beschreibung

- Setzen Sie sich mit gespreizten Beinen und aufgerichtetem Oberkörper auf den Boden. Ein Arm ist zur Seite hin angehoben und hält die Kettlebell, während der andere Arm zur Seite ausgestreckt ist.
- Wenden Sie das 3B-Prinzip™ an.
- Heben Sie Ihren Arm über Ihren Kopf und zählen Sie bis drei, dann senken Sie die Kettlebell wieder ab, wobei Sie erneut bis drei zählen.
- Wiederholen Sie die Übung mit dem anderen Arm.

Variante

- Folgen Sie der Kettlebell mit Ihren Augen, während Sie sie mit einer leichten Rumpfbeugung über Ihren Kopf anheben (wie unten gezeigt). Sie können auch zwei Kettlebells benutzen, wenn Sie in der Rackposition beginnen. Dabei ist eine konstante, feste Anspannung der Bauchmuskeln erforderlich.

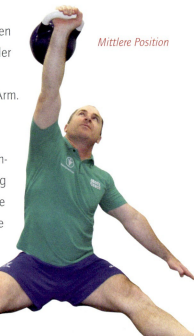
Mittlere Position

KAPITEL 3 | STUFE 1: ALLGEMEINE KRAFTÜBUNGEN MIT KETTLEBELLS

32. ÜBER-KOPF-PRESSE MIT ZWEI KETTLEBELLS

Beschreibung

- Stehen Sie hoch aufgerichtet mit schulterbreit auseinandergestellten Füßen, die Arme sind gebeugt und angehoben, in den Händen halten Sie zwei Kettlebells in der Rackposition auf Schulterhöhe.
- Wenden Sie das 3B-Prinzip™ an.
- Atmen Sie aus, während Sie beide Kettlebells über Ihren Kopf anheben.
- Atmen Sie ein und senken Sie die Kettlebells wieder auf Schulterhöhe ab (oder Rackposition). Damit haben Sie eine Wiederholung durchgeführt.

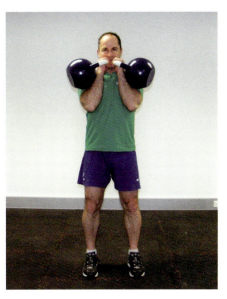
Ausgangsstellung

Varianten

- Bei jeder Übung können Sie verschiedene Griffpositionen in der Ausgangsposition und beim Anheben der Kettlebells entweder gerade nach oben über den Kopf oder mit einer Armdrehung anwenden:
  × Rackposition (wie oben gezeigt).
  × Rackposition – die Handknöchel sind nach vorne gedreht.
  × Die Arme beginnen von weit außen auf einer Linie mit den Schultern, die Handknöchel zeigen nach hinten.

Anmerkung: Diese Übung kann auch beidarmig im Sitz auf einer flachen Kraftbank oder einem Gymnastikball durchgeführt werden. Die Bewegung nach oben kann auch synchron durchgeführt werden – während ein Arm nach oben geführt wird, wird der andere abgesenkt.

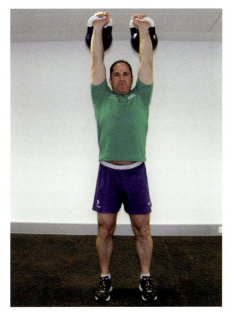
Mittlere Position

33. ABWECHSELNDES PRESSEN VON ZWEI KETTLEBELLS ÜBER DEM KOPF

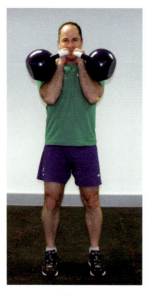

Ausgangsstellung

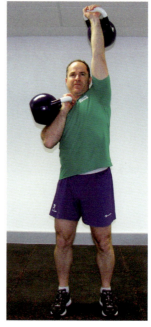

Mittlere Position

Beschreibung

Mittlere Position

- Stehen Sie hoch aufgerichtet mit schulterbreit auseinandergestellten Füßen und gebeugten und angehobenen Armen und halten Sie dabei zwei Kettlebells in der Rackposition auf Schulterhöhe.
- Wenden Sie das 3B-Prinzip™ an.
- Atmen Sie aus und heben Sie dabei eine Kettlebell über Ihren Kopf.
- Atmen Sie ein und senken Sie die Kettlebell wieder auf Schulterhöhe (oder in die Rackposition) ab. Damit haben Sie eine Wiederholung durchgeführt, bevor Sie den anderen Arm alleine anheben.

Varianten

- Diese Übung kann auch durchgeführt werden, indem Sie mit einem ausgestreckten Arm und dem anderen Arm in der Rackposition beginnen und dann die Arme synchron auf- und abbewegen. Folgen Sie der Kettlebell zusätzlich mit Ihren Augen, während Sie sie mit einer leichten Rumpfbeugung über Ihren Kopf anheben (wie unten gezeigt). Diese Übung kann auch beidarmig (oder mit abwechselndem Anheben jeweils eines Arms) mit Sitz auf einer flachen Kraftbank oder einem Gymnastikball durchgeführt werden.

KAPITEL 3 | STUFE 1: ALLGEMEINE KRAFTÜBUNGEN MIT KETTLEBELLS

34. SEITLICHES ANHEBEN

Beschreibung

- Stehen Sie mit zusammengestellten Füßen und halten Sie dabei zwei Kettlebells in beiden Händen vor Ihrem Körper mit leicht gebeugten Armen und nach innen gedrehten Handinnenflächen.
- Wenden Sie das 3B-Prinzip™ an.
- Atmen Sie aus, während Sie Ihre Arme in einer Halbkreisbewegung seitlich nach außen und nach oben anheben, bis Ihre Arme sich parallel zum Boden befinden – halten Sie dabei die ganze Zeit über Ihre Handgelenke gerade und die Kettlebells auf einer Linie.
- Vermeiden Sie jegliche Vorwärtsbewegung Ihres Kopfs oder ein Nach-hinten-Neigen Ihres Körpers.
- Atmen Sie ein und senken Sie die Kettlebells mit einer kontrollierten Bewegung ab. Damit haben Sie eine Wiederholung durchgeführt.

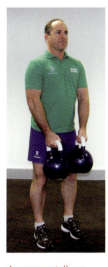
Ausgangsstellung

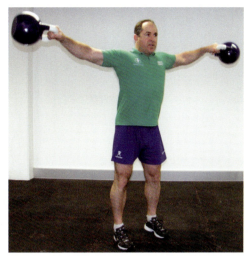
Mittlere Position

Mittlere Position

Anmerkung: Bei einer dynamischen Bewegung befinden sich die Kettlebells im angehobenen Zustand auf einer Linie mit dem Arm und dem Handgelenk (wie oben gezeigt). Wenn Sie eine langsame, kontrollierte Bewegung durchführen, kann es sein, dass die Kettlebells sich in der Hand in einem 90°-Winkel drehen, wobei ihre Unterseiten immer zum Boden hin zeigen (wie unten gezeigt). Absolvieren Sie als Variante die Bewegung mit einem Arm, um Kraft aufzubauen, eine gute Muskelkontrolle zu entwickeln und um jegliche Vorwärtsbewegung des Kopfs einzuschränken.

TRIZEPS

- **M. triceps** – die Rückseite des Oberarms.
- **M. pectoralis (Brust)** – großer, fächerförmiger Muskel, der sich über die Vorderseite der oberen Brust zieht.

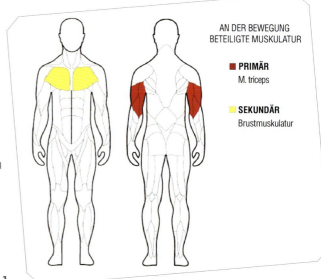

AN DER BEWEGUNG BETEILIGTE MUSKULATUR

■ **PRIMÄR**
M. triceps

■ **SEKUNDÄR**
Brustmuskulatur

35. TRIZEPS-KICKBACKS – 1

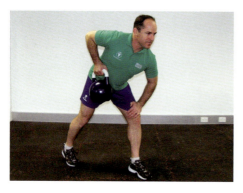
Ausgangsstellung

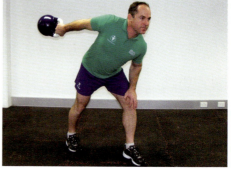
Mittlere Position

Beschreibung
- Stehen Sie mit einem Bein vorne und dem anderen nach hinten gestellt.
- Stützen Sie Ihre vordere (linke) Hand oberhalb des Knies ab, während der hintere Arm im 90°-Winkel an Ihrer Seite gebeugt ist und die Kettlebell hält, die Handknöchel zeigen nach vorne.
- Wenden Sie das 3B-Prinzip™ an.
- Halten Sie Ihr Handgelenk gestreckt und strecken Sie den Arm nach hinten, bis er sich parallel zum Boden befindet, dann kehren Sie zurück.
- Wiederholen Sie die Übung mit dem anderen Arm.

Anmerkung: Diese Übung kann auch durchgeführt werden, indem Sie mit einem Bein auf einer flachen Bank knien.

KAPITEL 3 | STUFE 1: ALLGEMEINE KRAFTÜBUNGEN MIT KETTLEBELLS

36. TRIZEPS-KICKBACKS – 2: MIT ZWEI KETTLEBELLS

Ausgangsstellung

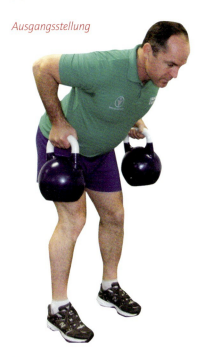

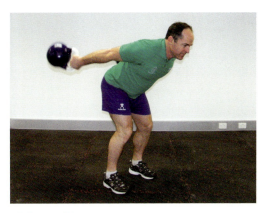

Mittlere Position

Beschreibung
- Beginnen Sie in der nach vorne geneigten Stellung, die Knie sind leicht gebeugt, der Rumpf ist in der Hüfte nach vorne abgewinkelt. Die Ellbogen sind gebeugt und die Oberarme werden dicht am Körper und parallel zum Boden gehalten, die Hände halten die Kettlebells, die Handknöchel zeigen nach außen.
- Wenden Sie das 3B-Prinzip™ an.
- Atmen Sie aus und strecken Sie beide Hände nach hinten oben, bis Ihr Unterarm sich parallel zum Boden befindet. Stellen Sie sicher, dass Ihr Handgelenk die ganze Zeit über gestreckt ist und dass Ihre Arme sich dicht an Ihrem Körper befinden.
- Atmen Sie ein und senken Sie die Kettlebells wieder nach unten ab, indem Sie Ihre Ellbogen beugen. Damit haben Sie eine Wiederholung durchgeführt.

Anmerkung: Bei einer kraftvollen Bewegung befinden die Kettlebells sich in der angehobenen Stellung auf einer Linie mit dem Arm und dem Handgelenk (wie oben gezeigt). Wenn Sie eine langsame, kontrollierte Bewegung durchführen, kann es sein, dass Sie eine leichtere Kettlebell benötigen, um eine gute Muskel-, Unterarm- und Handgelenkkontrolle zu entwickeln, bevor Sie das gehobene Gewicht erhöhen, um eine Verletzung zu vermeiden.

37. TRIZEPSSTRECKUNG – 1

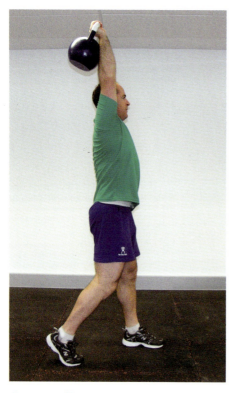

Ausgangsstellung

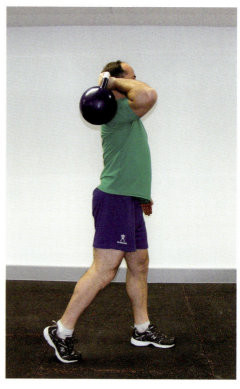

Mittlere Position

Beschreibung

- Stehen Sie mit einem Bein vorne und dem anderen hinten, wobei das hintere Bein nur mit dem Ballen Bodenkontakt hat.
- Halten Sie die Kettlebell in einer Hand und strecken Sie den Arm mit nach vorne zeigender Handinnenfläche über Ihren Kopf, der andere Arm befindet sich ausgestreckt an Ihrer Seite.
- Wenden Sie das 3B-Prinzip™ an.
- Beugen Sie Ihren Ellbogen und senken Sie die Kettlebell hinter Ihrem Kopf ab, ohne dass sich Ihre Körperposition ändert, bevor Sie den Arm über Ihrem Kopf strecken.
- Wiederholen Sie die Übung mit dem anderen Arm.

Variante

- Probieren Sie verschiedene Varianten aus, um den Kettlebellgriff zu fassen.

KAPITEL 3 | STUFE 1: ALLGEMEINE KRAFTÜBUNGEN MIT KETTLEBELLS

38. TRIZEPSSTRECKUNG – 2

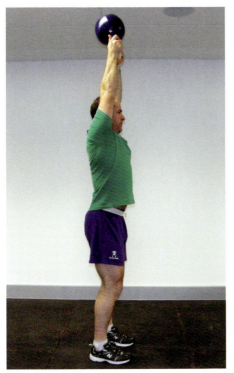
Ausgangsstellung

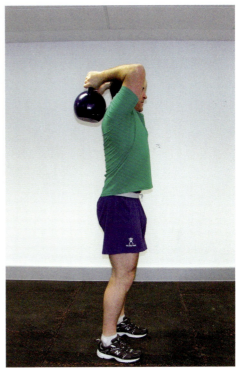
Mittlere Position

Beschreibung

- Beginnen Sie in einer aufrechten Standstellung mit schulterbreit auseinandergestellten Füßen und beiden Armen in vertikaler Streckhaltung, während Sie die Außenseite des Kettlebellgriffs mit beiden Händen fassen. Die Unterseite der Kettlebell sollte nach oben zeigen.
- Wenden Sie das 3B-Prinzip™ an.
- Atmen Sie ein, während Sie Ihre Ellbogen beugen und senken Sie die Kettlebell, bis Ihre Unterarme sich hinter Ihrem Kopf bis über die Parallele zum Boden hinaus abgesenkt haben.
- Atmen Sie aus, während Sie die Kettlebell erneut nach oben anheben, bis Sie die vertikale Ausgangsstellung wieder erreicht haben. Damit haben Sie eine Wiederholung mit gestreckten Handgelenken durchgeführt.
- Achten Sie die ganze Zeit über auf eine starke Anspannung Ihrer Bauchmuskeln, um eine Wölbung der Lendenwirbelsäule zu vermeiden – passen Sie die Bewegung entsprechend an.

Anmerkung: Diese Übung kann auch durchgeführt werden, indem Sie knien, auf einer flachen Kraftbank oder auf einem Gymnastikball sitzen oder in der Ausfallschrittposition stehen.

39. TRIZEPSSTRECKUNG – 3: MIT ZWEI KETTLEBELLS

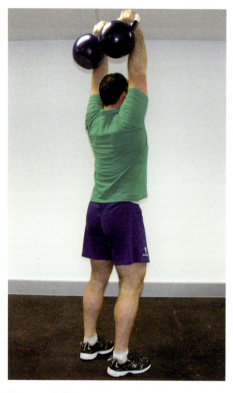
Ausgangsstellung

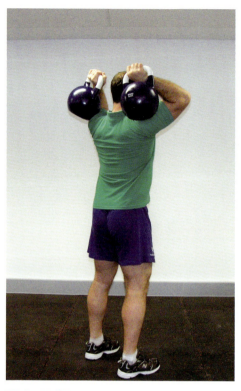
Mittlere Position

Beschreibung

- Beginnen Sie in einer aufrechten Standstellung mit schulterbreit auseinandergestellten Füßen und beiden Armen in vertikaler Streckhaltung, halten Sie die Kettlebells mit nach hinten zeigenden Handknöcheln.
- Wenden Sie das 3B-Prinzip™ an.
- Atmen Sie ein, während Sie Ihre Ellbogen beugen, und senken Sie die Kettlebells, bis Ihre Unterarme sich hinter Ihrem Kopf bis über die Parallele zum Boden hinaus abgesenkt haben.
- Atmen Sie aus, während Sie die Kettlebells wieder nach oben anheben, bis Sie die vertikale Ausgangsstellung wieder erreicht haben. Damit haben Sie eine Wiederholung durchgeführt.
- Achten Sie die ganze Zeit über auf eine starke Anspannung Ihrer Bauchmuskeln, um eine Wölbung Ihrer Lendenwirbelsäule zu vermeiden – passen Sie die Bewegung entsprechend an.

KAPITEL 3 | STUFE 1: ALLGEMEINE KRAFTÜBUNGEN MIT KETTLEBELLS

Anmerkung: Diese Übung kann auch durchgeführt werden, indem Sie knien, auf einer flachen Kraftbank oder auf einem Gymnastikball sitzen oder in der Ausfallschrittposition stehen.

40. FRANZÖSISCHE TRIZEPSPRESSE – 1: MIT EINER KETTLEBELL

Beschreibung

- Liegen Sie mit gebeugten Knien in Rückenlage auf dem Boden.
- Strecken Sie einen Arm mit einer Kettlebell in der Hand direkt über Ihre Schulter, der andere Arm liegt an Ihrer Seite.
- Wenden Sie das 3B-Prinzip™ an.
- Halten Sie Ihr Handgelenk gestreckt, strecken Sie den Arm nach hinten, bis er sich parallel zum Boden befindet, kehren Sie dann in die Ausgangsposition zurück. Achten Sie darauf, dass Ihr Handgelenk die ganze Zeit über gestreckt bleibt.
- Wiederholen Sie die Übung mit dem anderen Arm.

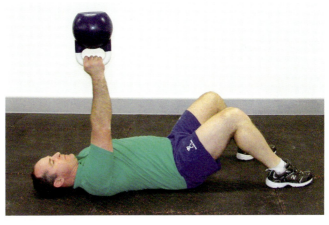
Ausgangsstellung

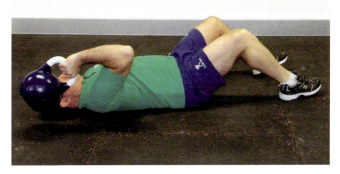
Mittlere Position

Variante

- Französische Trizepspresse mit zwei Kettlebells.

41. FRANZÖSISCHE TRIZEPSPRESSE – 2: MIT ZWEI KETTLEBELLS

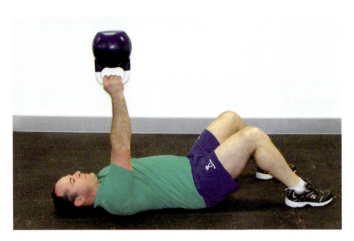

Ausgangsstellung

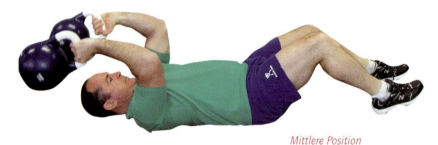

Mittlere Position

Beschreibung
- Liegen Sie mit gebeugten Knien in Rückenlage auf dem Boden.
- Strecken Sie beide Arme direkt über Ihre Schulter und halten Sie in jeder Hand eine Kettlebell. Achten Sie auf gestreckte Handgelenke und einen festen Griff, die Unterseiten der Kettlebells zeigen nach oben.
- Wenden Sie das 3B-Prinzip™ an.
- Halten Sie Ihr Handgelenk gestreckt, strecken Sie beide Arme nach hinten, bis sie sich parallel zum Boden befinden, kehren Sie dann in die Ausgangsposition zurück. Achten Sie darauf, dass Ihre Handgelenke die ganze Zeit über gestreckt bleiben.

Variante
- Wenden Sie die Trizepsstreckung – 3 an: mit zwei Kettlebells im Liegen.

KAPITEL 3 | STUFE 1: ALLGEMEINE KRAFTÜBUNGEN MIT KETTLEBELLS

BIZEPS

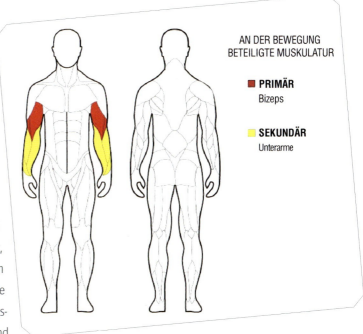

AN DER BEWEGUNG BETEILIGTE MUSKULATUR

■ **PRIMÄR**
Bizeps

■ **SEKUNDÄR**
Unterarme

- **Bizeps** – die Vorderseite des Oberarms, beugt und supiniert den Ellbogen.
- **Unterarme** – Muskelgruppe zwischen dem Ellbogen und dem Handgelenk, die den Ellbogen beugt und ihn je nach der Ausgangsposition proniert und supiniert.

42. BIZEPSCURL MIT EINER KETTLEBELL

Beschreibung

- Stehen Sie aufrecht mit schulterbreit auseinandergestellten Füßen, beide Arme sind nach unten gestreckt, die Hände halten die Kettlebell vor Ihrem Körper an der Griffaußenseite.
- Wenden Sie das 3B-Prinzip™ an.
- Atmen Sie aus, beugen Sie gleichzeitig Ihre Ellbogen und curlen Sie die Kettlebell nach oben bis auf Schulterhöhe. Halten Sie Ihre Handgelenke gestreckt und Ihre Oberarme dicht an Ihrem Körper.
- Atmen Sie ein und senken Sie die Kettlebell nach unten zu Ihren Oberschenkeln hin ab. Damit haben Sie eine Wiederholung durchgeführt.

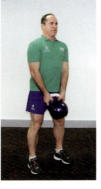 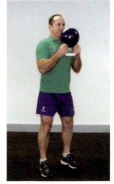

Ausgangsstellung   *Mittlere Position*

43. HAMMERCURL

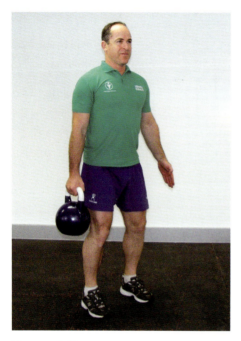 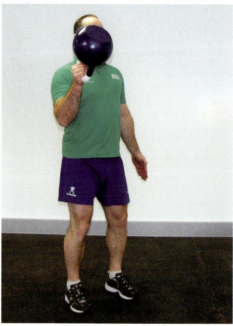

Ausgangsstellung   *Mittlere Position*

Beschreibung
- Stehen Sie aufrecht mit schulterbreit auseinandergestellten Füßen, ein Arm ist nach unten gestreckt, halten Sie die Kettlebell mit nach außen zeigenden Handknöcheln an Ihrer Seite, der andere Arm befindet sich nach außen gestreckt etwas von Ihrer anderen Körperseite abgespreizt.
- Wenden Sie das 3B-Prinzip™ an.
- Atmen Sie aus, beugen Sie gleichzeitig Ihren Ellbogen, und curlen Sie die Kettlebell nach oben bis auf Schulterhöhe. Halten Sie Ihre Handgelenke gestreckt, die Fingerknöchel zeigen nach außen. Ihr Oberarm ist dicht an Ihrer Seite.
- Atmen Sie ein und führen Sie die Kettlebell mit einer kontrollierten Bewegung nach unten an Ihre Oberschenkelseite. Damit haben Sie eine Wiederholung durchgeführt.
- Wiederholen Sie die Bewegung mit dem anderen Arm.

Varianten
- Hammercurls mit zwei Kettlebells mit beiden Armen abwechselnd.
- Hammercurls mit zwei Kettlebells.
- Nehmen Sie die Ausfallschrittstellung ein.

KAPITEL 3 | STUFE 1: ALLGEMEINE KRAFTÜBUNGEN MIT KETTLEBELLS

44. OFFENE CURLS

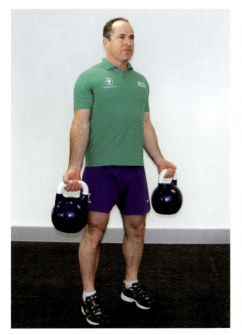
Ausgangsstellung

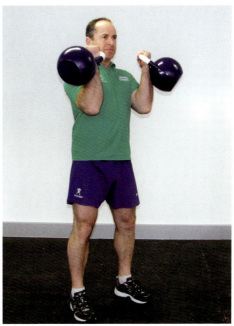
Mittlere Position

Beschreibung
- Stehen Sie aufrecht mit schulterbreit auseinandergestellten Füßen und nach unten gestreckten Armen, halten Sie die Kettlebells an Ihrer Seite, Ihre Handinnenflächen zeigen nach vorne und Ihre Oberarme befinden sich dicht an Ihrem Körper.
- Wenden Sie das 3B-Prinzip™ an.
- Atmen Sie aus, während Sie gleichzeitig Ihre Ellbogen beugen, und curlen Sie beide Kettlebells nach oben bis auf Schulterhöhe. Halten Sie die ganze Zeit über Ihre Handgelenke gestreckt, während Sie die Kettlebells sich in Ihren Händen drehen lassen.
- Atmen Sie ein und senken Sie die Kettlebells an der Außenseite Ihrer Oberschenkel ab. Damit haben Sie eine Wiederholung durchgeführt.

Varianten
- Einarmige offene Curls mit Kettlebell.
- Offene Curls mit zwei Kettlebells und abwechselndem Armeinsatz.
- Führen Sie die Übung mit einem Ausfallschritt durch.

45. ROTATIONSCURLS

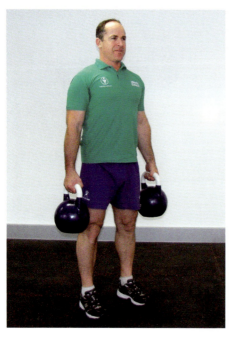

Ausgangsstellung

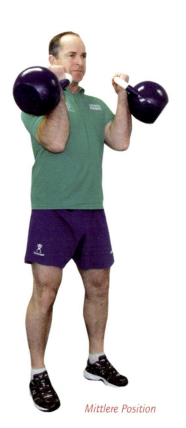

Mittlere Position

Beschreibung

- Stehen Sie aufrecht mit schulterbreit auseinandergestellten Füßen und nach unten gestreckten Armen, die Kettlebells ruhen an Ihrer Seite mit nach außen zeigenden Handknöcheln und dicht am Körper gehaltenen Armen.
- Wenden Sie das 3B-Prinzip™ an.
- Atmen Sie aus, während Sie gleichzeitig Ihre Ellbogen beugen, und curlen Sie beide Kettlebells nach oben bis auf Schulterhöhe, wobei Sie die Handinnenflächen zu Ihrem Körper hin drehen. Halten Sie Ihre Handgelenke die ganze Zeit über gestreckt, während Sie die Kettlebells sich in Ihren Händen drehen lassen.
- Atmen Sie ein, während Sie die Kettlebells und Ihre Unterarme an der Außenseite Ihrer Oberschenkel absenken, wobei Ihre Handknöchel nach außen zeigen. Damit haben Sie eine Wiederholung durchgeführt.

Anmerkung: Diese Übung kann auch im Sitzen oder in einer stehenden Ausfallschrittstellung durchgeführt werden, wobei Sie einen Arm oder beide Arme gleichzeitig einsetzen.

Varianten

- Einarmiger Rotationscurl mit Kettlebell.
- Beidarmiger Rotationscurl mit Kettlebells mit abwechselndem Armeinsatz.
- Führen Sie die Übung mit einem Ausfallschritt durch.
- Im Sitzen.

BEINE

Methodische Hinweise
- Wenden Sie bei jeder Übung das 3B-Prinzip™ an.
- Halten Sie Ihren Brustkorb aufrecht und versuchen Sie, den Bewegungsfluss effizient zu gestalten.
- Halten Sie Ihre Knie über der Mittellinie Ihrer Zehen.
- Achten Sie darauf, dass Sie eine gute Fußgelenk-, Knie-, Hüft- und Körperausrichtung beibehalten, wenn Sie Ihren Körper absenken und anheben.
- Behalten Sie die ganze Zeit über eine stabile Beckenposition parallel zum Boden bei, ohne ein Kippen oder Absenken Ihres Beckens zuzulassen.
- Behalten Sie die ganze Zeit über ein tiefes Atemmuster bei.
- Atmen Sie aus, wenn Sie sich aufrichten.
- Atmen Sie ein, wenn Sie sich absenken.
- Brechen Sie das Training ab, wenn Sie Schmerzen oder Spannungen im Lendenwirbelsäulenbereich oder im Kniegelenk verspüren.
- Sorgen Sie dafür, dass stets ein Trainer oder Personal Trainer anwesend ist, um die Übung zu demonstrieren, zu vermitteln und zu beaufsichtigen.

Dieser Abschnitt betrifft die Bein- und Hüftmuskeln in Kombination:
- **M. quadriceps** – dabei handelt es sich um die große Muskelgruppe an der Vorderseite der Oberschenkel. Diese Muskeln setzen am Hüftgelenk an und enden am Kniegelenk. Ihre primäre Funktion ist die Hüftbeugung und Kniestreckung, was sehr wichtig beim Gehen, Laufen, Springen, Klettern und Radfahren ist.
- **Hamstrings** – dabei handelt es sich um die Muskeln an der Rückseite der Oberschenkel, die vom Hüft- bis zum Kniegelenk verlaufen. Ihre primäre Funktion ist die Unterstützung bei der Beinbeugung und der Drehung zur Mitte und Seite hin. Sie spielen eine wichtige Rolle beim Gehen, Laufen und Springen.
- **Die Glutealmuskeln** – diese Muskeln werden häufig als Gesäßmuskeln bezeichnet. Ihre primäre Funktion besteht zusammen mit den Hüftstabilisatoren in der Hüftstreckung. Diese ist wichtig bei allen Bewegungen der unteren Körperhälfte.

KAPITEL 3 | STUFE 1: ALLGEMEINE KRAFTÜBUNGEN MIT KETTLEBELLS 81

- **Unterer Rückenbereich** – es gibt mehrere Muskeln im unteren Rückenbereich (Lumbalregion), die bei Dreh-, Beweglichkeits- und Kraftübungen eine wichtige Rolle spielen. Es handelt sich dabei im Allgemeinen um den Rumpfbereich zwischen dem Zwerchfell und dem Kreuzbein auf der Körperrückseite, wo die Muskeln und Faszien ansetzen.

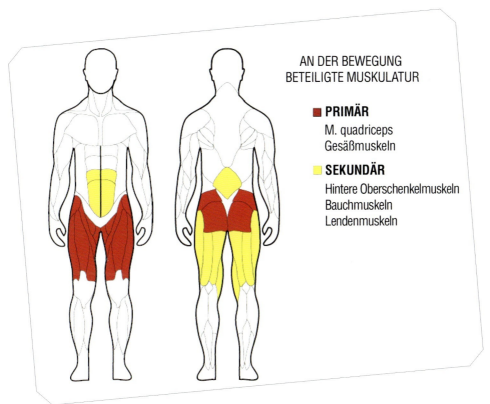

KREUZHEBEN (DEADLIFTS)

46. SCHUBKARREN-KREUZHEBEN

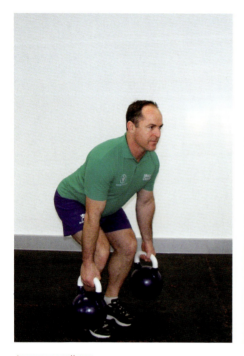
Ausgangsstellung

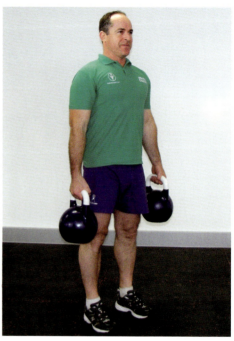
Mittlere Position

Beschreibung
- Beginnen Sie in einer Kniebeugestellung mit schulterbreit auseinandergestellten Füßen, flachem Rücken und an der Außenseite der Beine ausgestreckten Armen. Die Kettlebells halten Sie in Ihren Händen in Fußgelenkhöhe, die Handknöchel zeigen nach außen, als ob Sie die Griffe einer Schubkarre halten würden (obwohl Sie sich in einer tieferen Ausgangsposition befinden).
- Der Bewegungsumfang in der Hüft- und Lendenwirbelsäulenregion hängt in der Kniebeugestellung von der individuellen Beweglichkeit, Koordination und Muskelkontrolle ab.
- Wenden Sie das 3B-Prinzip™ an.
- Drücken Sie Ihren Körper aus den Beinen heraus nach oben, bis Ihre Beine gestreckt sind.
- Achten Sie darauf, dass die Kettlebells beim Aufrichten dicht an Ihrem Körper bleiben.
- Legen Sie, wenn Sie stehen, eine kurze Pause ein, und kehren Sie die Bewegung dann in Richtung der Ausgangsposition um. Damit haben Sie eine Wiederholung durchgeführt.

47. RUMÄNISCHES KREUZHEBEN

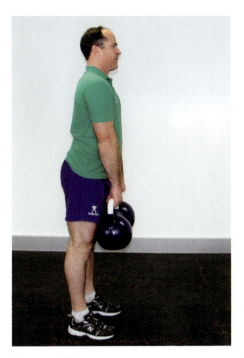
Ausgangsstellung

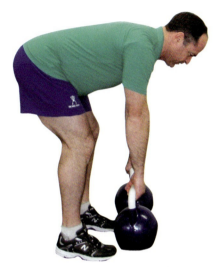
Mittlere Position

Beschreibung

- Beginnen Sie in einer aufrechten, stehenden Position, Ihre Arme sind nach unten gestreckt, in jeder Hand halten Sie eine Kettlebell. Legen Sie die Kettlebells auf Ihren Oberschenkeln ab, Ihre Handknöchel zeigen nach vorne.
- Wenden Sie das 3B-Prinzip™ an und spannen Sie Ihre Core- und Bauchmuskeln an.
- Halten Sie Ihren Rücken flach, beugen Sie sich in den Hüften nach vorne und gleichzeitig leicht in den Knien. Senken Sie Ihren Körper ab, bis er sich parallel zum Boden befindet.
- Achten Sie darauf, dass Ihr Kopf und Ihr Hals beim Vorbeugen auf einer Linie mit Ihrem Körper, d. h. in der Neutralstellung, bleiben.
- Legen Sie, wenn Sie sich abgesenkt haben, eine kurze Pause ein, und kehren Sie dann die Bewegung nach oben um. Achten Sie darauf, dass Ihre Bauchmuskeln angespannt bleiben, während Sie in die aufrecht stehende Ausgangsposition zurückkehren. Damit haben Sie eine Wiederholung durchgeführt.

Variante

- Sie steigern den Schwierigkeitsgrad dieser Übung, indem Sie Ihre Beine die ganze Zeit über gestreckt halten.

48. SUMO-KREUZHEBEN

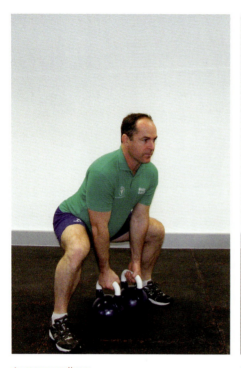
Ausgangsstellung

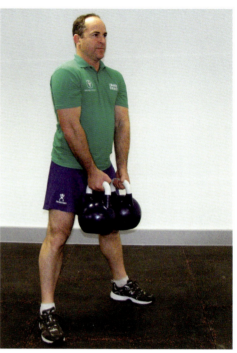
Mittlere Position

Beschreibung

- Beginnen Sie mit zwei Kettlebells auf dem Boden vor Ihrem Körper. Die Griffe der Kettlebells befinden sich parallel zueinander.
- Stellen Sie Ihre Füße auf jeder Außenseite der Kettlebells weit nach außen, und beugen Sie sich in den Fuß-, Knie- und Hüftgelenken in eine breite Sumo-Kniebeugestellung mit gerade nach unten gestreckten Armen, und fassen Sie mit jeder Hand eine Kettlebell. Die Handinnenflächen sollten nach innen zeigen.
- Wenden Sie das 3B-Prinzip™ an.
- Drücken Sie Ihren Körper aus den Beinen heraus nach oben, bis Sie aufrecht stehen, wobei Ihre Arme die ganze Zeit über gestreckt und dicht an Ihrem Körper bleiben.
- Legen Sie, wenn Sie stehen, eine kurze Pause ein, und kehren Sie die Bewegung dann in Richtung der Ausgangsposition um. Damit haben Sie eine Wiederholung durchgeführt.

Variante

- Sumo-Kreuzheben mit einer Kettlebell.

KAPITEL 3 | STUFE 1: ALLGEMEINE KRAFTÜBUNGEN MIT KETTLEBELLS

49. EINBEINIGES KREUZHEBEN – 1

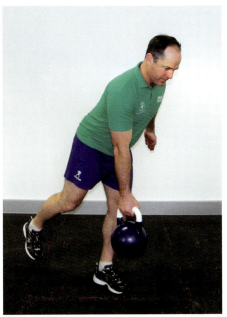
Ausgangsstellung

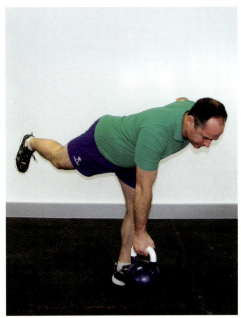
Mittlere Position

Beschreibung
- Stehen Sie auf einem Bein, der gegenseitige Arm ist nach unten gestreckt, in der Hand halten Sie eine Kettlebell, die Handknöchel sind nach außen gedreht.
- Strecken Sie den anderen Arm zur Seite hin aus, um Ihr Gleichgewicht zu halten, und heben Sie das hintere Bein hinter Ihrem Körper leicht vom Boden ab.
- Wenden Sie das 3B-Prinzip™ an.
- Halten Sie Ihren Rücken flach und Ihre Hüften rechtwinklig, atmen Sie ein, während Sie sich nach vorne beugen, bis Ihr Rücken sich nahezu parallel zum Boden befindet.
- Legen Sie eine kurze Pause ein, bevor Sie ausatmen und sich wieder aufrichten. Damit haben Sie eine Wiederholung durchgeführt.
- Achten Sie darauf, dass Sie eine gute Fuß-, Knie- und Hüftgelenk- sowie Körperausrichtung beibehalten, während Sie Ihren Rumpf und Ihr hinteres Bein absenken und anheben.
- Wiederholen Sie die Übung mit der anderen Körperseite.

Variante
- Halten Sie eine Kettlebell in beiden Händen vor Ihrem Körper, senken Sie sich ab und richten Sie sich wieder auf.

50. EINBEINIGES KREUZHEBEN – 2: MIT ZWEI KETTLEBELLS

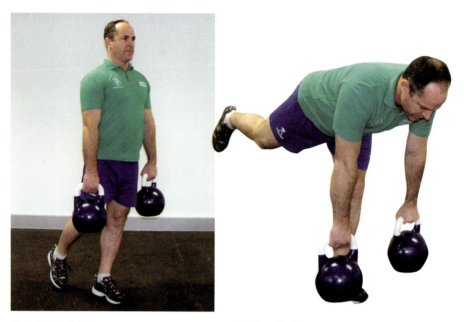

Ausgangsstellung   *Mittlere Position*

Beschreibung

- Halten Sie jeweils eine Kettlebell in Ihrer Hand an Ihrer Seite, die Handknöchel zeigen nach außen, balancieren Sie auf dem linken Bein, das rechte Bein ist hinter dem Körper leicht vom Boden abgehoben.
- Wenden Sie das 3B-Prinzip™ an.
- Halten Sie Ihren Rücken flach und Ihre Beine gerade, beugen Sie sich in der Hüfte nach vorne und senken Sie Ihren Körper ab, bis Ihr Rumpf sich parallel zum Boden befindet.
- Um die Anforderungen zu steigern, heben Sie auch das hintere Bein an, bis es sich parallel zum Boden befindet, wobei Sie darauf achten, dass Ihre Hüften rechtwinklig bleiben.
- Achten Sie darauf, dass Ihr Kopf und Ihr Hals neutral zu Ihrem Körper bleiben, während Ihre Arme nach unten gestreckt sind.
- Legen Sie, nachdem Sie sich abgesenkt haben, eine kurze Pause ein, und kehren Sie dann die Bewegung nach oben um, wobei Sie darauf achten, dass Ihre Hüften rechtwinklig bleiben und Ihre Bauchmuskeln angespannt sind, während Sie sich in die Ausgangsstellung zurückbewegen. Damit haben Sie eine Wiederholung durchgeführt.
- Achten Sie darauf, dass Sie eine gute Fuß-, Knie- und Hüftgelenk- sowie Körperausrichtung beibehalten, während Sie Ihren Rumpf und Ihr hinteres Bein absenken und anheben.
- Wiederholen Sie die Übung, indem Sie auf dem rechten Bein balancieren.

KAPITEL 3 | STUFE 1: ALLGEMEINE KRAFTÜBUNGEN MIT KETTLEBELLS

AUSFALLSCHRITTE

51. STATIONÄRER AUSFALLSCHRITT

Beschreibung

- Stehen Sie aufrecht in der Ausfallschrittstellung, ein Bein steht vorne und das andere hinter Ihrem Körper, wobei nur der Ballen Bodenkontakt hat. Die Arme sollten an beiden Körperseiten nach unten gestreckt sein und die Kettlebells halten.
- Wenden Sie das 3B-Prinzip™ an.
- Kippen Sie Ihr Becken nach hinten, spannen Sie Ihre Bauchmuskeln an und halten Sie Ihre Hüften rechtwinklig, um sicherzustellen, dass Ihr Rumpf während der Bewegung richtig ausgerichtet ist, und um zu vermeiden, dass Ihre Lendenwirbelsäule sich wölbt.
- Atmen Sie ein, während Sie das hintere Knie zum Boden hin absenken und der vordere Oberschenkel sich parallel zum Boden ausrichtet, wobei Ihre Knie sich über Ihren Zehen befinden.
- Atmen Sie aus und richten Sie sich auf. Damit haben Sie eine Wiederholung durchgeführt.
- Wiederholen Sie die Übung mit dem anderen Bein vor Ihrem Körper.

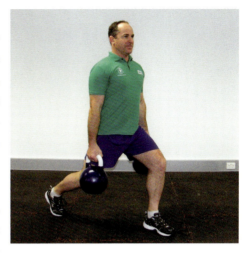

Ausgangsstellung

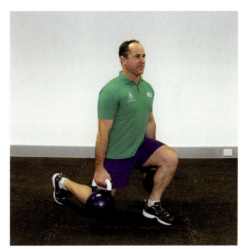

Mittlere Position

Anmerkung: Siehe die zahlreichen Übungsvarianten auf den folgenden Seiten.

52. STATIONÄRE AUSFALLSCHRITTVARIANTEN – AUSGANGSSTELLUNGEN

Die Arm- und Handstellung spielt eine wichtige Rolle für die Höhe der Beinbelastung, der Körperhaltung und der Core-Region bei Ausfallschrittübungen. Im Folgenden sind einige Varianten der Ausgangsstellungen beim stationären Ausfallschritt dargestellt. Siehe die Beschreibung der stationären Ausfallschrittübung auf der vorangegangenen Seite. Wiederholen Sie die Übung mit dem anderen Bein vor Ihrem Körper. Sie können diese Übungen weiter variieren, indem Sie das hintere Bein auf eine flache Kraftbank legen, wodurch sich die Intensität erhöht.

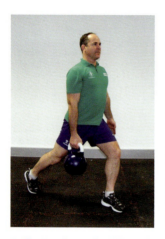
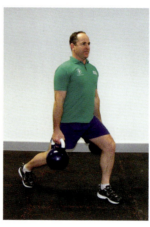
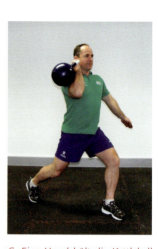

A. Ein Arm ist an der Seite nach unten gestreckt und hält eine Kettlebell, die Handknöchel zeigen nach außen; der gegenseitige Arm wird zur Seite gehalten, um für das Gleichgewicht zu sorgen.

B. Beide Arme sind an den Seiten nach unten gestreckt, in den Händen halten Sie Kettlebells, die Handknöchel zeigen nach außen (wie weiter vorne beschrieben).

C. Eine Hand hält die Kettlebell in der Rackposition; der andere Arm ist nach außen gestreckt, um das Gleichgewicht zu halten.

KAPITEL 3 | STUFE 1: ALLGEMEINE KRAFTÜBUNGEN MIT KETTLEBELLS

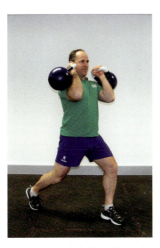

D. Beide Hände halten die Kettlebells in der Rackposition. Die aus dieser Stellung durchgeführten Armbewegungen können einzeln oder zusammen erfolgen.

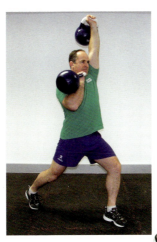

E. Eine Hand hält eine Kettlebell in der Rackposition; der andere Arm ist über den Kopf gestreckt und hält ebenfalls eine Kettlebell.

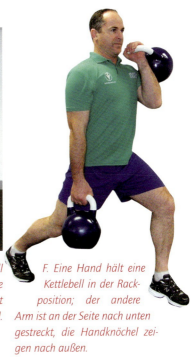

F. Eine Hand hält eine Kettlebell in der Rackposition; der andere Arm ist an der Seite nach unten gestreckt, die Handknöchel zeigen nach außen.

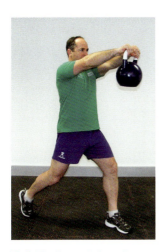

G. Beide Arme sind nach vorne gestreckt und halten eine Kettlebell.

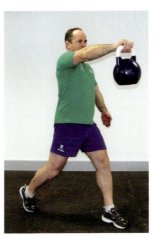

H. Strecken Sie den gegenseitigen Arm parallel zum Boden nach vorne, während Sie die Kettlebell mit dem anderen Arm nach außen zur Seite halten, um Ihr Gleichgewicht zu bewahren.

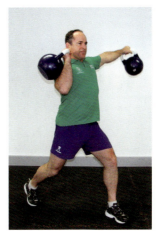

I. Eine Hand hält die Kettlebell in der Rackposition; der gegenseitige Arm ist zur Seite hin ausgestreckt und hält ebenfalls eine Kettlebell, die Handknöchel zeigen nach oben.

KETTLEBELL-WORKOUTS

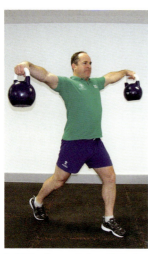

J. Beide Arme sind zur Seite hin ausgestreckt und halten jeweils eine Kettlebell, die Handknöchel zeigen nach oben.

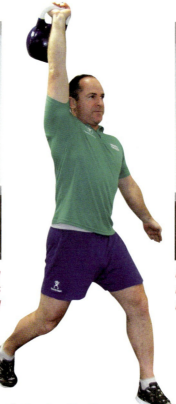

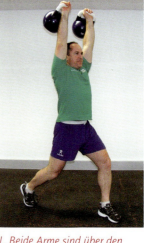

L. Beide Arme sind über den Kopf gestreckt und halten die Kettlebells.

K. Strecken Sie den gegenseitigen Arm über Ihren Kopf, während Sie eine Kettlebell halten, und strecken Sie den anderen Arm nach außen, um Ihr Gleichgewicht zu bewahren.

Wie bei jeder Übung müssen Sie das Training sofort abbrechen oder Ihren Körper unter Verwendung des 3B-Prinzips™ neu ausrichten, wenn Sie die Spannung Ihrer Core-Muskeln verlieren oder wenn Ihre Körperhaltung oder -ausrichtung schlechter wird oder wenn Sie ermüden. Achten Sie darauf, die Bewegungsqualität mehr zu betonen als die Bewegungsquantität. Reduzieren Sie das verwendete Kettlebellgewicht, um sicherzustellen, dass Ihre Körperhaltung die ganze Zeit über stabil ist, bevor Sie das Gewicht steigern.

53. WECHSELBEIN-AUSFALLSCHRITT

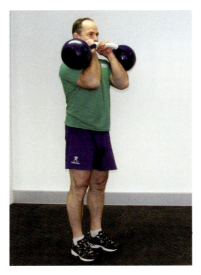
Ausgangsstellung

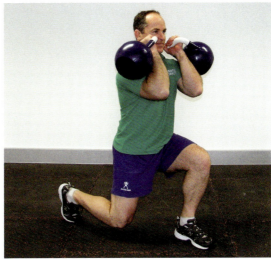
Mittlere Position

Beschreibung
- Stehen Sie aufrecht, Ihre Füße stehen dicht zusammen, Ihre Hände halten die Kettlebells in der Rackposition vor Ihrem Körper.
- Wenden Sie das 3B-Prinzip™ an.
- Atmen Sie ein und machen Sie mit einem Bein einen Schritt nach vorne in die Ausfallschrittposition, der vordere Oberschenkel befindet sich parallel zum Boden, das Knie steht über den Zehen, und das hintere Knie befindet sich dicht über dem Boden.
- Atmen Sie aus und drücken Sie sich vom vorderen Bein wieder nach oben in die aufrechte Ausgangsposition. Damit haben Sie eine Wiederholung durchgeführt.
- Wiederholen Sie die Übung mit dem anderen Bein in der Ausfallschrittstellung.

Varianten
- Gehen mit Ausfallschritten – gehen Sie kontinuierlich nach vorne.
- Ausfallschritt nach hinten.
- Diagonaler Ausfallschritt.
- Ausfallschritt zur Seite.
- Step-ups (Aufsteiger) – auf eine Bank.
- Seitliche Step-overs (Übersteiger) – über eine Bank.
- Ausfallschritt mit Presse – Ausfallschritt nach vorne mit einer einarmigen Presse über dem Kopf aus der Rackposition.

Anmerkung: Siehe die stationären Ausfallschrittvarianten. Dort finden Sie weitere Armausgangsstellungen, die größere Anforderungen an die Muskeln der Beine und der Core-Region stellen.

KNIEBEUGEN

KNIEBEUGEMUSTER

Kniebeugeübungen bilden die Grundlage für zahlreiche sportliche Fertigkeiten, vom dynamischen Start aus den Blöcken beim 100-m-Lauf bis zum Springen, Landen und Stepübungen. Aufgrund ihrer Anforderungen an Bewegungstiefe, Kontrolle und Körperpositionierung ist die Kniebeuge auch ein sehr effektives Maß für das muskuläre Gleichgewicht, die Koordination und Beweglichkeit.

Die Kniebeugebewegung reicht im Allgemeinen von einer halben Kniebeuge (90°-Beinwinkel) bis zu einer tiefen Kniebeugeposition, wie sie beim olympischen Gewichtheben gefordert wird. Die Arbeit zwischen diesen Bereichen hängt von der Koordination, Kraft, Kontrolle und Beweglichkeit des Trainierenden ab. Diese Faktoren müssen zusammen mit dem Alter und der biomechanischen Effizienz der betreffenden Person bei der tatsächlich erreichten Kiebeugetiefe berücksichtigt werden und müssen von einem Physiotherapeuten oder qualifizierten Kraft- und Konditionstrainer oder Personal Trainer richtig eingeschätzt und verifiziert werden. Diese Maßnahmen dienen dem Schutz der Lendenwirbelsäule sowie der Knie- und Fußgelenke vor Verletzungen.

Nachdem man mit Bewegungen mit dem eigenen Körpergewicht und Stretching (oder Stabilitätsdrills) eine gute Kniebeugetechnik erreicht hat, kann das Gewicht der verwendeten Kettlebells gesteigert werden, um Kraftverbesserungen zu erzielen. Wenden Sie immer das 3B-Prinzip™ an, um eine korrekte Körperhaltung, Atmung und Bewegungsmuster bei den Kniebeugeübungen zu erzielen.

GUTE KÖRPERAUSRICHTUNG

Das letztliche Ziel bei Kniebeugen ist die effektive Aktivierung der Gesäßmuskeln sowie der hinteren und vorderen Oberschenkelmuskulatur. Dies wird durch die einleitende Aktivierung der Hüft- und Kniegelenke erreicht, indem man die Gesäßmuskeln nach hinten drückt und den Rücken flach hält, während die Knie sowohl aus der Seit- als auch Frontperspektive über den Zehen bleiben.

GUTE HALTUNGSAUSRICHTUNG

Die häufigsten Fehler, die es bei Kniebeugen zu vermeiden gilt, sind:

- **Primäre Beugung zunächst der Fußgelenke** – dadurch wird der Bewegungsumfang in diesem Gelenk eingeschränkt, was dazu führt, dass die Fersen sich vom Boden abheben oder die Knie nach innen gerollt werden, um sich jeder folgenden Kniebeugebewegung anzupassen. Dies kann auch zu einer aufrechteren Körperposition führen im Gegensatz zur Position mit den Schultern über den Knien. Aus diesem Grund sollten Personen mit Plattfüßen, schwachen Kniegelenken oder einer schlechten Kniebeugeeinleitung durch die Fußgelenke sich darauf konzentrieren, ihr Gewicht durch die Bildung eines ausgeprägten Fußgewölbes über den gesamten Fuß zu verteilen und zu zentrieren. Bei der einleitenden Aktivierung sollten die Knie auf Hüfthöhe über den Zehen ausgerichtet sein (wie im Foto gezeigt).

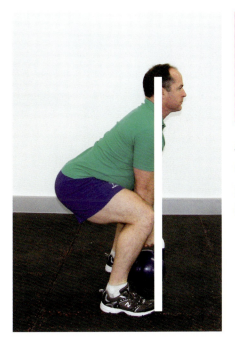

GUTE KNIEBEUGEAUSRICHTUNG

Seitliche Position	Frontale Position
• Ohr über der Schulter,	• Knie über den Zehen ausgerichtet,
• Schulter über dem Knie,	• Gewicht über dem Fußabdruck.
• Knie über den Zehen,	
• Füße flach auf dem Boden.	

Anmerkung: Die Fußgelenk- und Knieausrichtung variiert von Zeit zu Zeit aufgrund der persönlichen Fußgelenkdorsalflexion und der Länge der hinteren Oberschenkelmuskeln.

- **Zu weite Vorbeugung im Hüftgelenk** – dies führt zu einer Überlastung der Lendenwirbelsäulenregion.

Die Kniebeuge selbst ist eine wichtige funktionale Bewegung. Um die oben beschriebenen Fehler und andere Fehler zu korrigieren, können Sie die unterstützte Kniebeugeübung durchführen, um eine gute Technik zu erlernen, wie auf den folgenden Seiten beschrieben.

UNTERSTÜTZTE KNIEBEUGE

Beschreibung

- Stellen Sie sich zur Unterstützung der Kniebeugeentwicklung neben einen Pfeiler (oder neben einen Türrahmen).
- Stehen Sie mit schulterbreit auseinandergestellten Füßen und halten Sie den Pfeiler mit beiden Händen.
- Wenden Sie das 3B-Prinzip™ an, bilden Sie ein gutes Fußgewölbe und stellen Sie eine gute Knieausrichtung her, indem Sie Ihre Konzentration auf die kommende Bewegung richten.
- Verwenden Sie Ihre Hände nur als Unterstützung, beugen Sie gleichzeitig Ihre Hüften und Knie und senken Sie Ihren Körper ab, indem Sie Ihr Gesäß nach hinten drücken, während Ihre Schultern über Ihren Zehen bleiben. Führen Sie zur anfänglichen Unterstützung Ihre Hände zusammen mit Ihrem Körper am Pfeiler nach unten.
- Halten Sie, während Sie sich absenken, Ihren Kopf dicht am Pfeiler, und konzentrieren Sie sich auf die Anpassung Ihres Körpers, um eine gute Körperposition beizubehalten – Ohr über der Schulter, Schulter über dem Knie, Knie über den Zehen.

Anmerkung

- Der Einsatz eines Pfeilers zur Unterstützung ermöglicht Ihnen die Verbesserung des technischen Aspekts der Kniebeuge, indem Sie gezwungen werden, Ihr Gesäß nach hinten zu drücken, während Ihre Fähigkeit, sich in der Hüfte und in den Schultern zu weit nach vorne zu beugen, eingeschränkt wird. Stattdessen erreichen Sie eine gute Körperausrichtung.

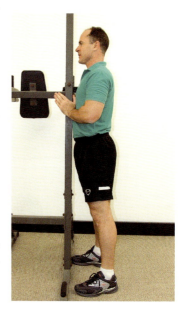

Ausgangsstellung

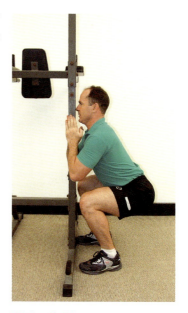

Mittlere Position

- Es handelt sich hierbei um eine großartige Aufwärmübung vor jedem Training, vor allem vor dem Training mit freien Gewichten. Wenn Sie diese Bewegung erst einmal erlernt haben, können Sie sich vom Pfeiler fortbewegen und die Kniebeugebewegung wiederholen, indem Sie nur Ihr eigenes Körpergewicht einsetzen und Ihre Arme parallel zum Boden nach vorne strecken.
- Sorgen Sie dafür, dass Sie diese Übung beherrschen, bevor Sie die Kniebeuge mit Zusatzgewichten durchführen.
- Verwenden Sie regelmäßiges Stretching und Massage, um eine gute Nachgiebigkeit der Muskeln bei allen Übungen zu gewährleisten.
- Senken Sie sich zu Anfang nur in einem geringen Bewegungsumfang ab, bis Ihre Kraft, Beweglichkeit oder Stabilität sich verbessert haben. Senken Sie sich unter der Anleitung eines Physiotherapeuten oder qualifizierten Trainers allmählich tiefer ab, soweit Ihre Muskeln und Gelenke dies zulassen.

KNIEBEUGETIEFE

Bei den meisten Übungen ist die Kniebeuge die Position, bei der sich die Oberschenkel so weit abgesenkt haben, dass sie sich parallel zum Boden befinden oder der Sportler sich in einer halben Kniebeugeposition befindet, wodurch sichergestellt ist, dass eine gute Haltung aufrechterhalten wird. Andererseits hängt die Durchführung einer tiefen Kniebeuge häufig vom Körpertyp, von der Beweglichkeit, der Stabilität und den Anforderungen der Sportart ab. So muss z. B. ein olympischer Gewichtheber, der enorm hohe Lasten hebt, über eine unglaubliche Beweglichkeit und Gelenkstabilität verfügen, und er sollte sich daher auf das Training der tiefen Kniebeuge konzentrieren. Auch ein Schwimmer kann über eine gute Beweglichkeit oder Hypermobilität eines Gelenks oder mehrerer Gelenke verfügen. Da diese Sportart jedoch kein Heben enormer Lasten erfordert, liegt der Schwerpunkt auf dem Erreichen von Gelenkstabilität durch das Absolvieren von Kniebeugeübungen über den gesamten Bewegungsumfang mit guter Körperhaltung und unter Einsatz von leichten Kettlebells sowie unter Aufrechterhaltung eines guten Körperbewusstseins. Andere Sportler, wie z. B. ehemalige Rugbyspieler, können eine mangelnde Beweglichkeit bestimmter Gelenke im gesamten Körper aufweisen, was zu einer Begrenzung des vollen Bewegungsumfangs bei der Kniebeugebewegung führt. Wie dem auch sei, man muss sich stets bewusst sein, dass in jeder Trainingsumgebung Sportler hinsichtlich des Umfangs ihrer Kniebeugebewegung variieren. Es ist daher eine gute Praxis, jeden Sportler einzuschätzen und konstant zu beobachten, um jeden Überlastungsschaden, jeglichen Stress oder jede Verletzung im Prozess der Förderung der sportlichen Entwicklung zu vermeiden.

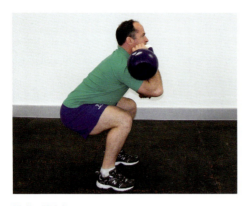 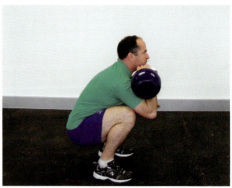

Halbe Kniebeuge *Tiefe Kniebeuge*

Anmerkung: Achten Sie bei der oben demonstrierten tiefen Kniebeuge mit Kettlebells darauf, dass meine eingeschränkte Fußgelenkdorsalflexion eine Wölbung meines Rückens bewirkt, um meinen Körperschwerpunkt beizubehalten, während ich mich tief in die Kniebeuge absenke. Nach 25 Jahren aktiven Rugbyspielens ist meine Fußgelenkdorsalflexion so gut wie festgelegt. Wenn man ein Alter erreicht, in dem der Körper die Bewegungsumfangsgrenzen üblicherweise erreicht hat, kann der Versuch der Ausweitung dieser Grenzen ohne entsprechende Anleitung oder ohne ausreichendes Wissen sowie ohne ein geeignetes Auf- und Abwärmen bzw. ohne Stretching und Massage zu langwierigen Verletzungen führen. In diesem Fall hängt mein maximaler Bewegungsumfang bei einer tiefen Kniebeuge mit meiner Fähigkeit zur Beibehaltung eines flachen Rückens und einer stabilen Stellung ab. Bei einigen ist es die begrenzte Fußgelenkdorsalflexion, während es bei anderen die eingeschränkte Länge der hinteren Oberschenkelmuskulatur oder die schlechte Bewegungsmechanik ist. Jeder, auf den dies zutrifft, muss im Training Vorsicht walten lassen, um ein Übertraining oder eine Überbelastung zu vermeiden, was zu einer Überlastung der Lendenwirbelsäulenregion führen kann. Das ist häufig der Grund für die Verwirrung hinsichtlich der Frage, ob man eine halbe oder tiefe Kniebeuge durchführen soll. Denken Sie nur daran, dass jeder über eine unterschiedliche Fähigkeit zur Erreichung eines bestimmten Bewegungsumfangs verfügt. Stellen Sie also bei Kniebeugen sicher, dass Sie stets mit einem qualifizierten Kraft- und Konditionstrainer arbeiten, der sieht, welcher Bewegungsumfang für Sie aufgrund der Beweglichkeit Ihrer Fußgelenke, Ihrer hinteren Oberschenkelmuskulatur und Ihres Hüftgelenks richtig ist.

KAPITEL 3 | STUFE 1: ALLGEMEINE KRAFTÜBUNGEN MIT KETTLEBELLS   97

54. KNIEBEUGE VOR EINER KRAFTBANK

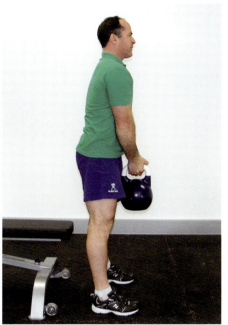
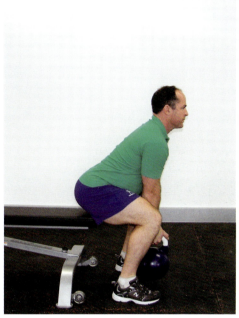

Ausgangsstellung *Mittlere Position*

Beschreibung

- Beginnen Sie in einer aufrechten, stehenden Position vor einer Kraftbank, mit schulterbreit auseinandergestellten Füßen und gestreckten Armen, halten Sie die Kettlebell zwischen Ihren Beinen.
- Wenden Sie das 3B-Prinzip™ an, während Sie Ihre Füße und Knie so ausrichten, dass Sie ein natürliches Fußgewölbe und eine gute Ausrichtung erreichen.
- Atmen Sie ein und gehen Sie langsam in die Kniebeuge, wobei Sie gleichzeitig Ihre Hüft-, Knie- und Fußgelenke beugen, während Sie einen flachen Rücken beibehalten.
- Senken Sie Ihren Körper ab, bis Ihr Gesäß die Bank berührt, Ihre Oberschenkel befinden sich fast parallel zum Boden und Ihre Arme bleiben gestreckt.
- Die Bank soll Sie nur an Ihren Endpunkt beim Absenken erinnern, Sie sollten sich also, sobald Sie sie berühren, sofort wieder aufrichten. Vermeiden Sie es, sich zu setzen oder zu entlasten.
- Atmen Sie aus und richten Sie Ihren Körper auf, indem Sie Ihre Beine einsetzen, um zur Ausgangsposition zurückzukehren. Damit haben Sie eine Wiederholung durchgeführt.

- Achten Sie darauf, dass Ihre Fersen die ganze Zeit über auf dem Boden bleiben und Ihre Knie sich über Ihren Zehen befinden.

Variante
- Halten Sie zwei Kettlebells an Ihren Seiten und stellen Sie Ihre Füße enger zusammen.

Anmerkung: Die eigene Rückenposition wird oft von vielen Faktoren bestimmt. Dazu gehören u. a.: der Umfang der Fußgelenkdorsalflexion, die Länge der hinteren Oberschenkelmuskeln, die Hüftgelenkbeweglichkeit, das Gleichgewichtsvermögen, die Kraft und die Koordination.

55. EINBEINIGE KNIEBEUGE VOR EINER KRAFTBANK

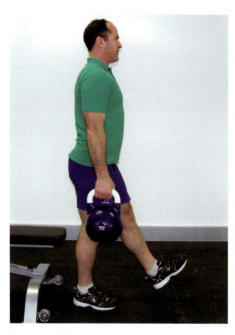 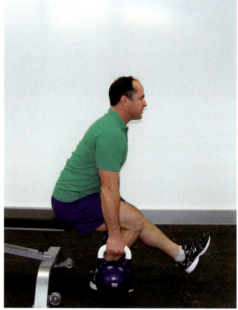

Ausgangsstellung   *Mittlere Position*

Beschreibung
- Beginnen Sie in einer aufrechten, stehenden Position vor einer Kraftbank, mit an Ihren Seiten nach unten gestreckten Armen, in den Händen halten Sie jeweils eine Kettlebell. Ein Fuß ist vor Ihrem Körper leicht vom Boden abgehoben.
- Wenden Sie das 3B-Prinzip™ an, während Sie Ihre Füße und Knie so ausrichten, dass Sie ein natürliches Fußgewölbe und eine gute Ausrichtung erreichen.

- Atmen Sie ein und gehen Sie langsam in die Kniebeuge, wobei Sie gleichzeitig Ihre Hüft-, Knie- und Fußgelenke beugen, während Sie einen flachen Rücken beibehalten und sicherstellen, dass Ihre Hüfte rechtwinklig ausgerichtet bleibt und Ihre Knie sich über Ihren Zehen befinden.
- Senken Sie Ihren Körper ab, bis Ihr Gesäß die Bank berührt, Ihre Oberschenkel befinden sich fast parallel zum Boden, und Ihre Arme bleiben gestreckt.
- Die Bank soll Sie nur an Ihren Endpunkt beim Absenken erinnern, Sie sollten sich also, sobald Sie sie berühren, sofort wieder aufrichten. Vermeiden Sie es, sich zu setzen oder zu entlasten.
- Atmen Sie aus und richten Sie Ihren Körper auf, indem Sie Ihre Beine einsetzen, um zur Ausgangsposition zurückzukehren. Damit haben Sie eine Wiederholung durchgeführt.
- Wiederholen Sie die einbeinige Kniebeuge vor einer Kraftbank mit dem anderen Bein.

Variante
- Handpositionsvarianten (siehe die Varianten des stationären Ausfallschritts).

Anmerkung: Die eigene Rückenposition wird oft von vielen Faktoren bestimmt. Dazu gehören u. a. der Umfang der Fußgelenkdorsalflexion, die Länge der hinteren Oberschenkelmuskeln, die Hüftgelenkbeweglichkeit, das Gleichgewichtsvermögen, die Kraft und die Koordination.

56. FRONTALE KNIEBEUGE – RACKPOSITION MIT EINER KETTLEBELL

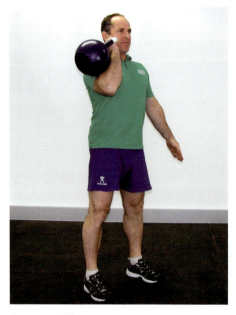
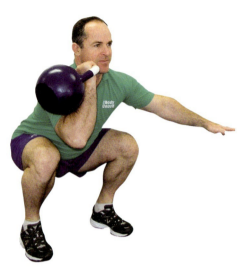

Ausgangsstellung   *Mittlere Position*

Beschreibung

- Stehen Sie mit schulterbreit auseinandergestellten Füßen, ein Arm ist zur Wahrung des Gleichgewichts zur Seite hin ausgestreckt und der andere hält eine Kettlebell auf Schulterhöhe in der Rackposition.
- Wenden Sie das 3B-Prinzip™ an.
- Atmen Sie ein und gehen Sie langsam in die Kniebeuge, bis Ihre Oberschenkel sich parallel zum Boden befinden, indem Sie gleichzeitig Ihre Hüft-, Knie- und Fußgelenke beugen, während Sie einen flachen Rücken beibehalten.
- Atmen Sie aus und richten Sie Ihren Körper durch den Einsatz Ihrer Beine auf, um zur Ausgangsposition zurückzukehren. Damit haben Sie eine Wiederholung absolviert. Spannen Sie Ihre Gesäßmuskeln an, während Sie sich aufrichten.
- Achten Sie darauf, dass Ihre Fersen die ganze Zeit über auf dem Boden bleiben und Ihre Knie sich über Ihren Zehen befinden.
- Wiederholen Sie die Übung mit einer Kettlebell in der anderen Hand.

Varianten

- Rackposition mit zwei Kettlebells.
- Tiefe Kniebeuge für fortgeschrittenere Sportler mit guter Kraft, Kontrolle und Beweglichkeit.

57. FRONTALE KNIEBEUGE – RACKPOSITION MIT ZWEI KETTLEBELLS

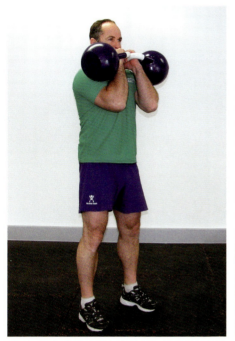
Ausgangsstellung

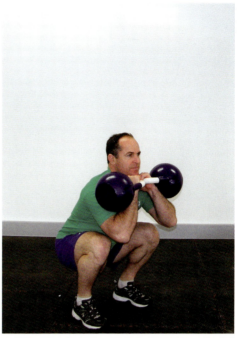
Abgesenkt

Beschreibung

- Stehen Sie mit schulterbreit auseinandergestellten Füßen und halten Sie zwei Kettlebells in der Rackposition vor Ihrem Körper.
- Wenden Sie das 3B-Prinzip™ an.
- Atmen Sie ein und gehen Sie langsam in die Kniebeuge, bis Ihre Oberschenkel sich parallel zum Boden befinden, indem Sie gleichzeitig Ihre Hüft-, Knie- und Fußgelenke beugen, während Sie einen flachen Rücken beibehalten.
- Atmen Sie aus und richten Sie Ihren Körper durch den Einsatz Ihrer Beine auf, um zur Ausgangsposition zurückzukehren. Damit haben Sie eine Wiederholung absolviert. Spannen Sie Ihre Gesäßmuskeln an, während Sie sich aufrichten.
- Achten Sie darauf, dass Ihre Fersen die ganze Zeit über auf dem Boden bleiben und Ihre Knie sich über Ihren Zehen befinden.

Variante

- Tiefe Kniebeuge für fortgeschrittenere Sportler mit guter Kraft, Kontrolle und Beweglichkeit.

58. ÜBER-KOPF-KNIEBEUGE

Ausgangsstellung

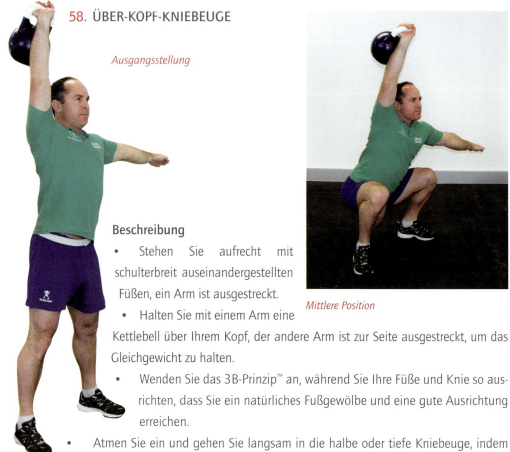

Mittlere Position

Beschreibung

- Stehen Sie aufrecht mit schulterbreit auseinandergestellten Füßen, ein Arm ist ausgestreckt.
- Halten Sie mit einem Arm eine Kettlebell über Ihrem Kopf, der andere Arm ist zur Seite ausgestreckt, um das Gleichgewicht zu halten.
- Wenden Sie das 3B-Prinzip™ an, während Sie Ihre Füße und Knie so ausrichten, dass Sie ein natürliches Fußgewölbe und eine gute Ausrichtung erreichen.
- Atmen Sie ein und gehen Sie langsam in die halbe oder tiefe Kniebeuge, indem Sie gleichzeitig Ihre Hüft-, Knie- und Fußgelenke beugen, während Sie einen flachen Rücken beibehalten und die Kettlebell weiterhin über Ihrem Kopf halten.
- Achten Sie darauf, dass Sie die Kettlebell direkt über Ihrer Schulter halten, sodass Sie die ganze Zeit über eine gute Stabilität beibehalten.
- Atmen Sie aus und richten Sie Ihren Körper durch den Einsatz Ihrer Beine auf, um zur Ausgangsposition zurückzukehren. Damit haben Sie eine Wiederholung absolviert. Spannen Sie Ihre Gesäßmuskeln an, während Sie sich aufrichten.
- Schauen Sie nach vorne oder über den Horizont, um eine bessere Bewegungskontrolle zu behalten, wobei Ihr Gewicht sich vor Ihrem Körper befindet.
- Eine gute Schulterbeweglichkeit und -kraft ist erforderlich, um die Muskelkontrolle über die Kettlebells zu behalten. Beginnen Sie daher stets mit einer leichten Kettlebell und steigern Sie die Belastung erst, wenn Sie die Übung beherrschen.

Anmerkung: Dies ist eine Übung für Fortgeschrittene. Achten Sie also auf eine gute Beweglichkeit und Muskelkontrolle im oberen Rückenbereich, in den Schultern sowie in den Hüften und Beinen.

KAPITEL 3 | STUFE 1: ALLGEMEINE KRAFTÜBUNGEN MIT KETTLEBELLS

59. KNIEBEUGEÜBUNG – VARIANTEN

Zusätzlich zu den bereits vorgestellten Übungen unterscheiden sich bei den Varianten der Kniebeugeübung mit Kettlebells die Position der Kettlebell(s) selbst und die Anforderungen an die Core-Region, die Gesäßmuskeln und die Beine aufgrund der Änderungen des Körperschwerpunkts und der Anforderungen, die an Ihre Core-Region und Ihren individuellen Bewegungsumfang gestellt werden. Die folgenden Übungen demonstrieren die unterschiedlichen Anforderungen, die durch den Einsatz unterschiedlicher Kettlebell-Haltepositionen bei den Kniebeugeübungen erreicht werden.

A. KNIEBEUGE MIT WEIT AUSEINANDERSTEHENDEN BEINEN

Beine weit auseinander, die nach unten gestreckten Arme halten eine Kettlebell.

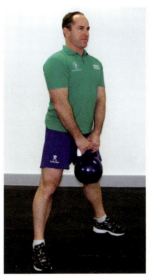
Ausgangsstellung

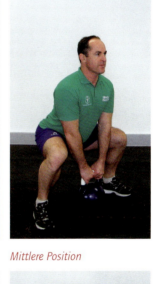
Mittlere Position

B. KNIEBEUGE MIT ENGEM GRIFF

Die gebeugten Arme halten eine Kettlebell dicht am Körper.

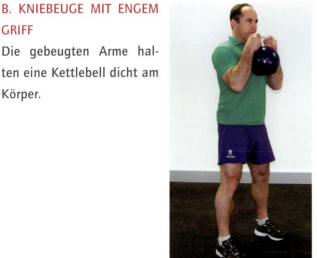

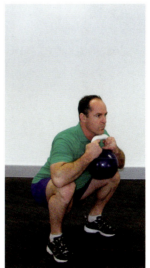

Ausgangsstellung   *Mittlere Position*

C. KNIEBEUGE MIT DEN ARMEN IN WAAGERECHTER VORHALTE

Die nach vorne gestreckten Arme halten eine Kettlebell.

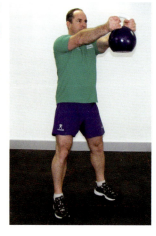
Ausgangsstellung

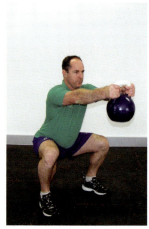
Mittlere Position

D. KNIEBEUGE MIT KETTLEBELLS HINTER DEM KÖRPER

Die Kettlebells werden auf der Rückseite der Schultern gehalten.

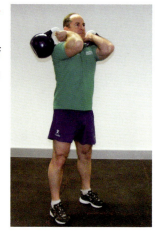
Ausgangsstellung

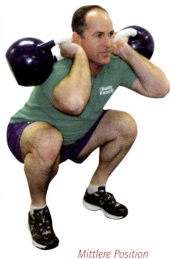
Mittlere Position

E. EINBEINIGE KNIEBEUGE

Die Kettlebell wird vor dem Körper gehalten.

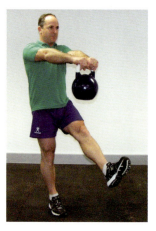
Ausgangsstellung

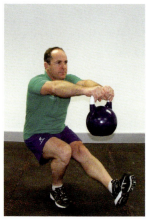
Mittlere Position

WADEN

- **Waden** – die Muskeln auf der Beinrückseite zwischen der Rückseite des Knies und der Achillessehne, die das Knie beugen und die Zehen strecken (Plantarflexion) und uns beim Gehen, Laufen, Radfahren und Springen unterstützen.
- **M. soleus** – der flache Muskel unter dem Wadenmuskel, der das Fußgelenk kontrolliert und die Zehen streckt.

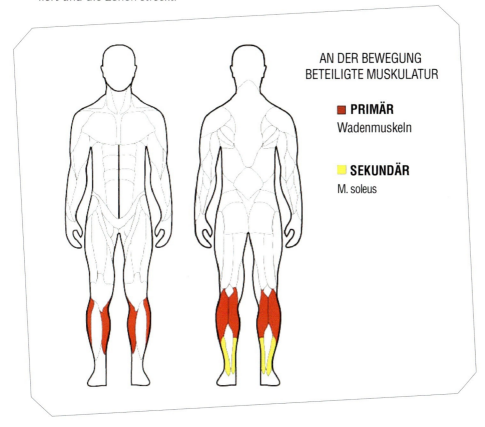

60. FERSENHEBEN IM STEHEN

Beschreibung

- Stehen Sie aufrecht mit hüftbreit auseinandergestellten Füßen, Ihre Arme sind an Ihren Körperseiten nach unten gestreckt und halten je eine Kettlebell.
- Wenden Sie das 3B-Prinzip™ an.
- Atmen Sie aus und richten Sie sich gleichzeitig auf Ihre Fußballen auf, heben Sie Ihre Fersen so hoch wie möglich, ohne Ihr Gleichgewicht zu verlieren.
- Legen Sie am höchsten Punkt der Bewegung eine kurze Pause ein, bevor Sie einatmen und Ihre Fersen langsam wieder auf den Boden absenken. Damit haben Sie eine Wiederholung durchgeführt.

Variante

- Diese Übung kann auch durchgeführt werden, indem Sie sich mit Ihren Fußballen auf die Kante einer Stufe stellen und sich heben und absenken. Halten Sie eine schwere Kettlebell in einer Hand und halten Sie sich mit der anderen Hand an etwas fest, um sich abzustützen.

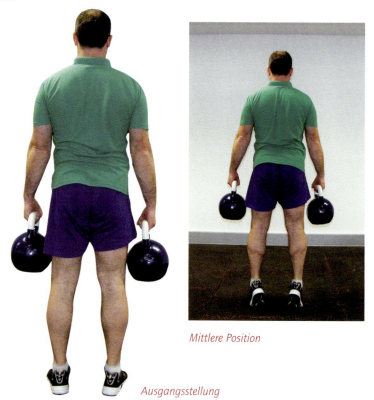

Mittlere Position

Ausgangsstellung

KAPITEL 3 | STUFE 1: ALLGEMEINE KRAFTÜBUNGEN MIT KETTLEBELLS

61. BALANCE-FERSENHEBEN

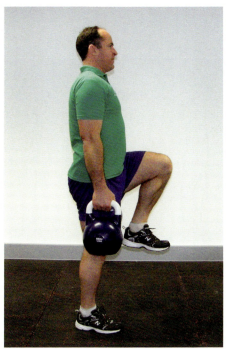
Ausgangsstellung

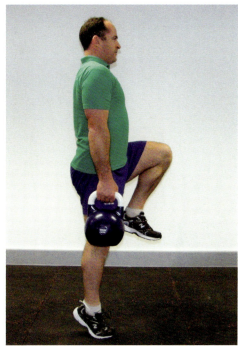
Mittlere Position

Beschreibung

- Stehen Sie aufrecht mit hüftbreit auseinandergestellten Füßen und an Ihren Körperseiten nach unten ausgestreckten Armen, in den Händen halten Sie jeweils eine Kettlebell.
- Heben Sie ein Knie an, bis der Oberschenkel sich parallel zum Boden befindet, und wenden Sie das 3B-Prinzip™ an.
- Atme Sie aus, richten Sie sich auf Ihrem Fußballen auf und heben Sie Ihre Ferse so hoch wie möglich an, ohne Ihr Gleichgewicht zu verlieren.
- Legen Sie im höchsten Punkt der Bewegung eine kurze Pause ein, bevor Sie einatmen und Ihre Ferse langsam wieder auf den Boden absenken. Damit haben Sie eine Wiederholung durchgeführt.
- Wiederholen Sie die Bewegung mit dem anderen Bein.

Anmerkung: Sie können eine einzelne Kettlebell einsetzen und sich mit Ihrer anderen Hand abzustützen, bis Sie die Bewegung beherrschen und das Gewicht steigern können. Variationen der Handpositionen können auch eine Herausforderung an Ihre Core-Muskeln stellen, während die Wadenmuskeln gekräftigt werden.

BAUCH- & CORE-MUSKELN

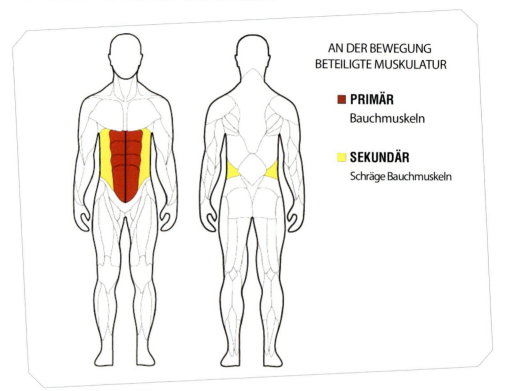

Die Bauchmuskeln und Muskeln des Lendenwirbelsäulenbereichs bilden zusammen die Core-Region des Körpers. Die Core-Region hilft bei der Stabilisierung des Körpers zur Erreichung effizienterer und effektiverer Bewegungsmuster zwischen der oberen und unteren Körperhälfte.

M. rectus abdominis
- Beugt den Rumpf.

Schräge Bauschmuskeln
- Drehen den Rumpf, beugen ihn und biegen ihn zur Seite. Stützen die Eingeweide und helfen bei der Ausatmung.

M. iliopsoas
- Beugt die Hüfte.

KAPITEL 3 | STUFE 1: ALLGEMEINE KRAFTÜBUNGEN MIT KETTLEBELLS

Muskeln im unteren Rückenbereich
- Strecken die Wirbelsäule nach hinten und tragen etwas zur Seitbeugung und Wirbelsäulenrotation bei.

62. KETTLEBELL-SITUPS

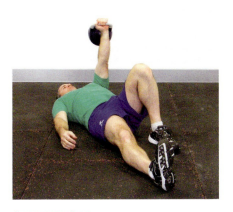
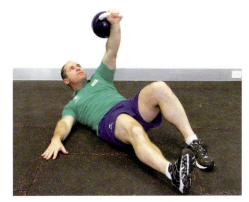

Ausgangsstellung   *Mittlere Position*

Beschreibung
- Liegen Sie auf Ihrem Rücken, ein Arm ist über Ihrer Schulter gestreckt, in der Hand halten Sie eine Kettlebell.
- Beugen Sie das Bein auf der Seite Ihres angehobenen Arms und strecken Sie das andere Bein zusammen mit dem anderen Arm nach unten.
- Heben Sie Ihre Schulter vom Boden ab und heben Sie die Kettlebell unter Einsatz Ihrer Bauchmuskeln gerade nach oben, dann senken Sie die Kettlebell wieder ab.
- Halten Sie während der gesamten Übung Blickkontakt mit der Kettlebell.
- Wiederholen Sie die Bewegung mit der anderen Körperseite.

Varianten
- Halten Sie Ihren freien Arm auf Ihrer Brust, um eine zusätzliche Drehung Ihres Rumpfs über die Mittellinie Ihres Körpers zu erreichen.
- Quercrunch: Heben Sie das gegenüberliegende Bein in die Luft und führen Sie die Kettlebell quer hinüber in Richtung Ihres angehobenen Fußes, dann senken Sie die Kettlebell wieder ab, um den M. rectus abdominis und die schrägen Bauchmuskeln zu kräftigen.

63. KETTLEBELL-SITUP UND DREHUNG

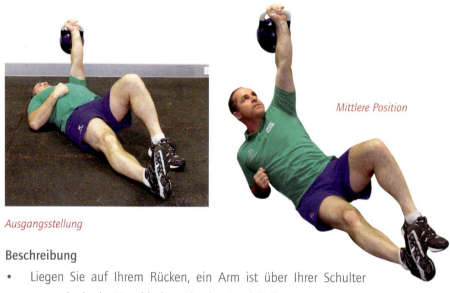

Mittlere Position

Ausgangsstellung

Beschreibung

- Liegen Sie auf Ihrem Rücken, ein Arm ist über Ihrer Schulter gestreckt, in der Hand halten Sie eine Kettlebell.
- Beugen Sie das Bein auf der Seite des angehobenen Arms und legen Sie den gegenseitigen Ellbogen neben Ihrem Körper ab.
- Verwenden Sie Ihre Bauchmuskeln und den gegenseitigen Ellbogen als Hebel und heben Sie Ihre Schulter vom Boden ab, um die Kettlebell gerade nach oben zu heben, dann senken Sie die Kettlebell wieder ab.
- Halten Sie während der gesamten Übung Blickkontakt mit der Kettlebell.
- Wiederholen Sie die Bewegung mit der anderen Körperseite.

KAPITEL 3 | STUFE 1: ALLGEMEINE KRAFTÜBUNGEN MIT KETTLEBELLS

64. ZEHENBERÜHRUNG MIT BAUCHMUSKELEINSATZ

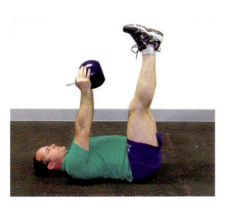

Ausgangsstellung

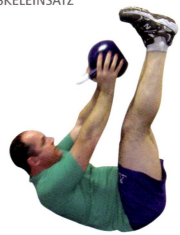

Mittlere Position

Beschreibung

- Liegen Sie auf dem Boden, beide Beine sind angehoben und leicht gebeugt.
- Halten Sie eine Kettlebell in beiden Händen und heben Sie Ihre Arme an.
- Wenden Sie das 3B-Prinzip™ an.
- Atmen Sie aus, kontrahieren Sie Ihre Bauchmuskeln und heben Sie Ihre Schultern vom Boden ab, während Sie die Kettlebell hoch nach oben zu Ihren Füßen hin führen.
- Atmen Sie ein und senken Sie sich langsam ab. Damit haben Sie eine Wiederholung durchgeführt.
- Versuchen Sie, die Kettlebell 2 s lang anzuheben und 2 s lang oder länger abzusenken. Damit haben Sie eine Wiederholung durchgeführt. Dadurch entwickeln Sie eine gute Muskelkontraktion.

65. ÜBER-KOPF-ZEHENBERÜHRUNG

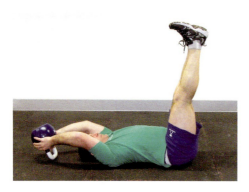
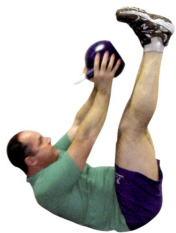

Ausgangsstellung *Mittlere Position*

Beschreibung
- Liegen Sie auf Ihrem Rücken, Ihre Beine sind von Ihrer Hüfte aus um 90° angehoben und leicht gebeugt. Ihre Arme liegen über Ihrem Kopf gestreckt auf dem Boden, in beiden Händen halten Sie eine Kettlebell, indem Sie sie um die Mitte fassen.
- Wenden Sie das 3B-Prinzip™ an.
- Atmen Sie aus, heben Sie gleichzeitig die Kettlebell an und lösen Sie Ihre Arme und Ihre Schultern vom Boden ab, indem Sie Ihre Bauchmuskeln anspannen. Führen Sie die Kettlebell zu Ihren angehobenen Füßen hin.
- Atmen Sie ein und senken Sie sich langsam ab. Damit haben Sie eine Wiederholung durchgeführt.
- Versuchen Sie, die Kettlebell 2 s lang anzuheben und 2 s lang oder länger abzusenken. Damit haben Sie eine Wiederholung durchgeführt. Dadurch entwickeln Sie eine gute Muskelkontraktion.

66. BAUCHMUSKELN

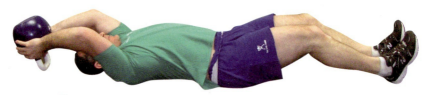

Ausgangsstellung

KAPITEL 3 | STUFE 1: ALLGEMEINE KRAFTÜBUNGEN MIT KETTLEBELLS

Beschreibung

- Liegen Sie auf dem Boden, Ihre Arme und Beine sind ausgestreckt. Beide Hände befinden sich über Ihrem Kopf und fassen eine Kettlebell um die Mitte.
- Wenden Sie das 3B-Prinzip™ an.
- Atmen Sie aus, spannen Sie Ihre Bauchmuskeln an und heben Sie Ihre Schultern und Beine gleichzeitig vom Boden ab. Führen Sie die Kettlebell zu Ihren angehobenen Füßen hin.
- Atmen Sie ein und senken Sie sich langsam ab. Damit haben Sie eine Wiederholung durchgeführt.

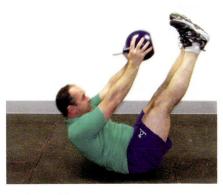

Mittlere Position

67. KÖRPERTELLER

Beschreibung

- Liegen Sie auf dem Boden, Ihre Arme und Beine sind ausgestreckt. Beide Hände befinden sich über Ihrem Kopf und fassen eine Kettlebell um die Mitte. Halten Sie Ihre Arme gegen Ihre Ohren gepresst.
- Wenden Sie das 3B-Prinzip™ an.
- Heben Sie Ihre Arme und Ihre Beine gleichzeitig so an, dass sie einen (bananenförmigen) Körperteller bilden, und halten Sie diese Position.
- Halten Sie Ihren Körper lang und gestreckt, um sicherzustellen, dass Ihre Bauchmuskeln aktiviert sind. Ihre Lendenwirbelsäulenregion muss die ganze Zeit über Kontakt mit dem Boden haben. Die Zehen der angehobenen Beine sind gestreckt. Wenn Sie diese Positionen nicht halten können, brechen Sie die Übung sofort ab und senken Sie Ihre Beine wieder zum Boden hin.
- Halten Sie diese Position eine kurze Zeit lang (z. B. 5-15 s oder länger), indem Sie eine isometrische Haltemethode anwenden, oder heben Sie sich 2 s lang an und senken Sie sich dann 2 s lang ab. Damit haben Sie eine Wiederholung durchgeführt.
- Halten Sie die ganze Zeit über eine neutrale Ausrichtung Ihres Kopfs und Halses mit Ihrem Körper bei.

114 KETTLEBELL-WORKOUTS

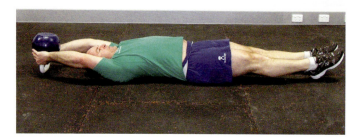

Ausgangsstellung

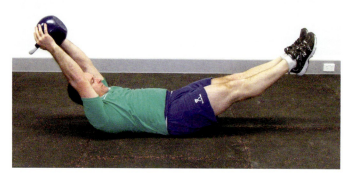

Mittlere Position

Anmerkung: Um bei der Entwicklung der Core-Kraft jegliche Wölbung der Lendenwirbelsäule zu vermeiden, sollten Sie mit einem gebeugten Bein beginnen und Ihren Oberkörper sowie das einzelne Bein nach oben anheben und halten. Wechseln Sie bei jedem Satz das angehobene Bein, bevor Sie zum dargestellten Anheben beider Beine übergehen.

68. GYMNASTIKBALL-CRUNCH-SERIE: STUFEN 1-3

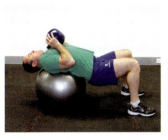
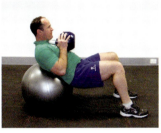

Stufe 1: Ausgangsposition & angehobene Position

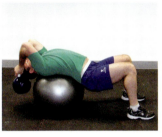
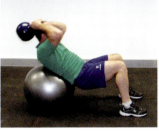

Stufe 2: Ausgangsposition & angehobene Position

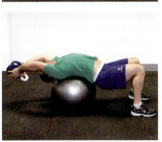
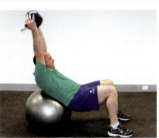

Stufe 3: Ausgangsposition & angehobene Position

Beschreibung

- Liegen Sie in Rückenlage auf einem Gymnastikball, Ihre Knie sind gebeugt und Ihre Füße stehen schulterbreit auseinandergestellt auf dem Boden, mit den folgenden Armpositionen:
    - Stufe 1 (leicht – kurzer Hebel): Die quer über der Brust liegenden Arme halten eine einzelne Kettlebell.
    - Stufe 2 (moderat – mittellanger Hebel): Die gebeugten Arme halten eine Kettlebell hinter dem Kopf.
    - Stufe 3 (hart – langer Hebel): Die gestreckten Arme halten eine einzelne Kettlebell um die Mitte.
- Wenden Sie das 3B-Prinzip™ an.
- Atmen Sie aus, kontrahieren Sie Ihre Bauchmuskeln und curlen Sie die Kettlebell langsam nach oben, wobei Sie Ihr Brustbein an Ihr Becken heranführen.

- Atmen Sie ein und senken Sie sich wieder ab.
- Halten Sie während der gesamten Übung Ihren Kopf in seiner neutralen Position, um eine Nackenverspannung zu vermeiden.
- Versuchen Sie, die Curl- und Aufrichtebewegung sowie die Absenkbewegung jeweils 2 s lang durchzuführen. Damit haben Sie eine Wiederholung durchgeführt.

69. COLLINS' LATERAL KETTLEBELL FLY™

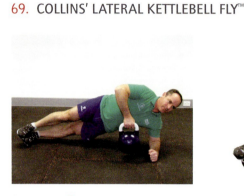
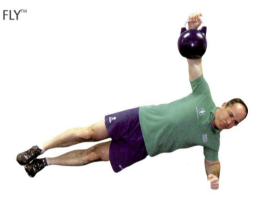

Ausgangsstellung *Angehobene Position*

Beschreibung
- Liegen Sie auf Ihrer Seite, Ihr Oberkörper wird durch den Ellbogen (90°, direkt unterhalb der Schulter), den Unterarm und die geballte Faust gestützt. Senken Sie Ihren Körper ab, wobei Ihre zusammengelegten und auf der Schuhaußenkante ruhenden Füße als Stütze dienen.
- Der Oberarm ist gebeugt und hält eine Kettlebell vor Ihrem Körper quer über der Brust und dicht an der Stützhand auf dem Boden.
- Heben Sie Ihr Becken vom Boden ab und lösen Sie die Seitbeugung auf, indem Sie sich auf der Kante Ihrer Schuhe aufrichten, sodass Sie eine gerade Linie von Ihren Füßen bis zu Ihrem Kopf bilden.
- Wenden Sie das 3B-Prinzip™ an.
- Behalten Sie eine tiefe Atmung bei, heben Sie den Oberarm in einer halbkreisförmigen Bewegung bis zur Vertikalen an, senken Sie ihn dann wieder ab. Damit haben Sie eine Wiederholung durchgeführt.
- Wiederholen Sie die Übung mit der anderen Körperseite.

Variante
- Heben Sie das obere Bein an, um die Belastung zu erhöhen, während Sie Ihren Arm absenken und anheben.

KAPITEL 3 | STUFE 1: ALLGEMEINE KRAFTÜBUNGEN MIT KETTLEBELLS 117

70. SEITLICHE VERDREHUNG AUF DEM GYMNASTIKBALL

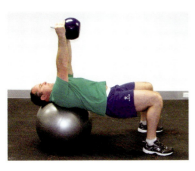
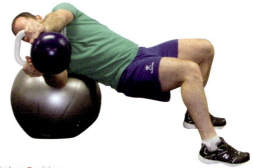

Ausgangsstellung *Mittlere Position*

Beschreibung

- Liegen Sie in Schulterhöhe auf einem Gymnastikball, Ihre Hüfte ist angehoben und Ihr Körper befindet sich parallel zum Boden. Ihre Füße stehen schulterbreit auseinander, Ihre Arme sind über Ihrer Brust ausgestreckt, mit beiden Händen fassen Sie den Griff der Kettlebell an den Außenseiten.
- Wenden Sie das 3B-Prinzip™ an.
- Halten Sie Ihre Arme auf einer Linie mit Ihrem Oberkörper und drehen Sie Ihre Arme und Schultern langsam zur linken Seite hin. Beugen Sie gleichzeitig Ihre Knie und drehen Sie Ihre Hüfte und Ihren Rumpf, wobei Ihre linke Schulter sich auf dem Gymnastikball nach oben bewegt. Die Arme befinden sich parallel zum Boden.
- Halten Sie Ihre Arme gestreckt und drehen Sie die Kettlebell über Ihren Körper zur rechten Seite hin, bis Sie auf Ihrer rechten Schulter liegen, Ihre Arme befinden sich erneut parallel zum Boden.
- Bewegen Sie Ihren Kopf gleichzeitig mit Ihrem Körper und auf einer Linie mit der Schulter in einer neutralen Position. Drehen Sie sich langsam unter Anspannung 3 s lang auf jeder Seite.

71. ISOMETRISCHE DREHUNG MIT DER KETTLEBELL

Beschreibung

- Sitzen Sie auf dem Boden, Ihr Körper bildet einen ungefähren 45°-Winkel, Ihre nach vorne ausgestreckten Beine sind leicht gebeugt. Die Arme sind nach vorne gestreckt, beide Hände umfassen die Mitte einer einzelnen Kettlebell.
- Wenden Sie das 3B-Prinzip™ an.
- Behalten Sie ein konstantes Atemmuster bei, spannen Sie Ihre Bauchmuskeln an, halten Sie Ihre Schultern gerade und bewegen Sie die Kettlebell nur unter dem Einsatz Ihrer Arme kontrolliert und über eine festgesetzte Zeitdauer oder bis Sie eine festgesetzte Anzahl von Wiederholungen von einer Seite zur anderen (unmittelbar außerhalb Ihrer Knielinie) absolviert haben.
- Diese Bewegung erfolgt primär mit den Armen und jegliche Drehung des Körpers oder Verdrehung der Lendenwirbelsäulenregion wird vermieden, um einer Überlastung vorzubeugen.

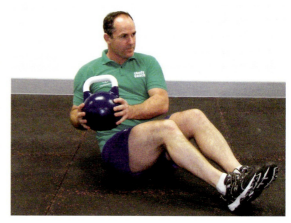
Ausgangsstellung

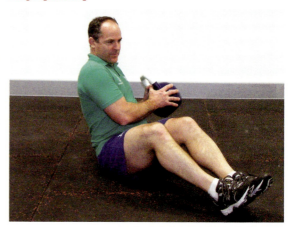
Drehung

Varianten

- Heben Sie beide Füße vom Boden ab und halten Sie Ihre Bauchmuskeln angespannt.
- Fortgeschrittene Variante: Fassen Sie den Griff mit beiden Händen und halten Sie Ihre Handgelenke gestreckt, drehen Sie die Kettlebell über Ihren Körper, wobei Sie jegliche Belastung Ihrer Lendenwirbelsäulenregion vermeiden.

72. GEHEN MIT DER KETTLEBELL ÜBER DEM KOPF

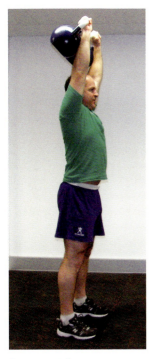
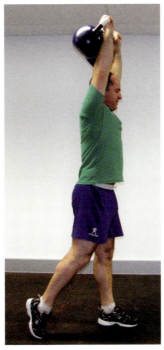
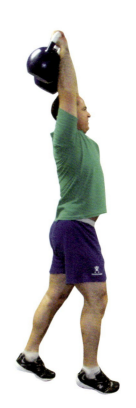

Ausgangsstellung *Erster Schritt* *Fortsetzung der Gehbewegung nach vorne*

Die Bauch-Becken-Höhle spielt während unterschiedlicher Aktivitäten auch eine wichtige Rolle beim Anspannen der Muskulatur und bei der Beibehaltung einer guten Haltung, indem sie die Stabilisierung der Wirbelsäule unterstützt. Das Gehen mit der Kettlebell über dem Kopf ist eine Übung zur Haltungsentwicklung, die die Bauchregion kräftigt, indem das 3B-Prinzip™ angewandt wird.

- Beginnen Sie mit über dem Kopf gestreckten Armen, halten Sie die Kettlebell dabei mit beiden Händen.
- Wenden Sie das 3B-Prinzip™ an.
- Gehen Sie über eine festgelegte Distanz nach vorne und behalten Sie dabei eine gute Haltung und die Armposition über Ihrem Kopf bei. Konzentrieren Sie sich die ganze Zeit über auf die Positionierung Ihrer Core-Region.

Anmerkung: Der Schwerpunkt dieser Übung ist die Anspannung der Bauchmuskulatur, die durch das Halten der Kettlebell über dem Kopf und das Gehen in dieser Haltung gefördert wird. Wenn die Spannung verloren geht, muss die Übung abgebrochen werden.

KAPITEL 4

KAPITEL 1:   KETTLEBELLTRAINING

KAPITEL 2:   BODYBELL®-TRAINING SYSTEM™:

 SIEBEN WICHTIGE KETTLEBELL-BEWEGUNGSMUSTER

KAPITEL 3:   STUFE 1: ALLGEMEINE KRAFTÜBUNGEN

 MIT KETTLEBELLS

KAPITEL 4:   STUFE 2: SCHWUNGMUSTER

KAPITEL 5:   STUFE 3: KOMPLEXE KETTLEBELLÜBUNGEN

KAPITEL 6:   STUFE 4: SCHNELLKRAFTENTWICKLUNG

KAPITEL 7:   RICHTLINIEN FÜR DAS KONDITIONSTRAINING

 MIT KETTLEBELLS

KAPITEL 8:   BONUS-KAPITEL: 25 DYNAMISCHE TRAININGSDRILLS

 MIT DEM MEDIZINBALL

STUFE 2: SCHWUNGMUSTER

DAS VIERSTUFIGE BODYBELL® TRAINING SYSTEM™

Stufe 1
Allgemeine Kraft

Stufe 2
Schwungmuster

Stufe 3
Komplexe Kettlebellübungen

Stufe 4
Schnellkraft

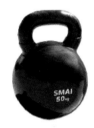

73. VORWÄRTSSCHWUNG MIT BEIDEN ARMEN

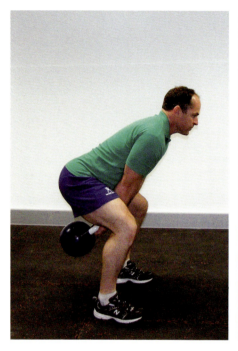
Ausgangsstellung

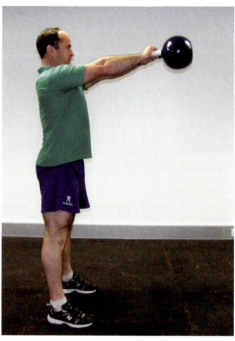
Mittlere Position

Beschreibung

- Stehen Sie mit weiter als schulterbreit auseinandergestellten Füßen, die Beine befinden sich in der Kniebeugeposition, der Rücken ist flach, Ihr Kopf ist vor- und Ihre Arme sind nach unten gestreckt, beide Hände halten eine Kettlebell (die Handknöchel sind nach vorne gedreht).
- Wenden Sie das 3B-Prinzip™ an.
- Richten Sie sich aus der Kniebeugeposition auf und schwingen Sie dabei gleichzeitig Ihre Arme nach vorne. Es kann sein, dass Sie 2-3 Schwünge brauchen, um die geforderte Schwunghöhe zu erreichen. (Was die Schwungbogenweiten angeht, schauen Sie im entsprechenden Abschnitt in Kap. 2 nach.)
- Spannen Sie am höchsten Punkt der Armbewegung, wenn Ihre Hüfte gestreckt ist, Ihre Bauch- und Gesäßmuskeln an, bevor Sie sich wieder nach unten in die Kniebeugeposition begeben. Behalten Sie die ganze Zeit über eine gute Muskelkontrolle und -rekrutierungsreihenfolge bei.

KAPITEL 4 | STUFE 2: SCHWUNGMUSTER   123

74. VORWÄRTSSCHWUNG MIT EINEM ARM

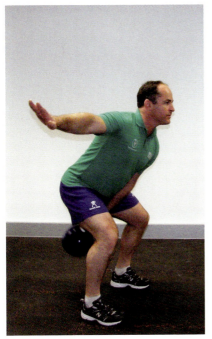
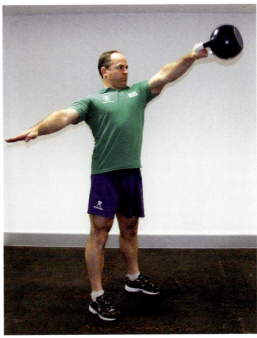

Ausgangsstellung   *Mittlere Position*

Beschreibung

- Stehen Sie mit weiter als schulterbreit auseinandergestellten Füßen, Ihre Beine befinden sich in der Kniebeugeposition, der Rücken ist flach, Ihr Kopf ist vor- und ein Arm ist nach unten gestreckt, in der Hand halten Sie eine Kettlebell (die Handknöchel sind nach vorne gedreht). Der andere Arm ist seitlich ausgestreckt.
- Wenden Sie das 3B-Prinzip™ an.
- Richten Sie sich aus der Kniebeugeposition auf und schwingen Sie dabei gleichzeitig Ihren Arm nach vorne. Es kann sein, dass Sie 2-3 Schwünge brauchen, um die geforderte Schwunghöhe zu erreichen. (Was die Schwungbogenweiten angeht, schauen Sie im entsprechenden Abschnitt in Kap. 2 nach.)
- Spannen Sie am höchsten Punkt der Armbewegung, wenn die Hüfte gestreckt ist, Ihre Bauch- und Gesäßmuskeln an, bevor Sie sich wieder nach unten in die Kniebeugeposition begeben. Behalten Sie die ganze Zeit über eine gute Muskelkontrolle und -rekrutierungsreihenfolge bei.
- Wiederholen Sie die Bewegung mit dem anderen Arm.

75. SCHWUNG VOR DEM KÖRPER MIT HANDWECHSEL

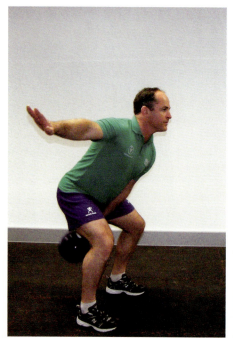
1. Ausgangsposition

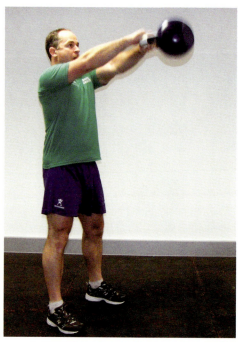
2. Wechsel

Beschreibung

- Stehen Sie mit weiter als schulterbreit auseinandergestellten Füßen, Ihre Beine befinden sich in der Kniebeugeposition, Ihr Rücken ist flach, Ihr Kopf ist vor- und Ihr Arm ist nach unten gestreckt, eine Hand hält eine Kettlebell (die Handknöchel zeigen nach vorne).
- Wenden Sie das 3B-Prinzip™ an.
- Richten Sie sich aus der Kniebeugeposition auf und schwingen Sie gleichzeitig Ihren Arm nach vorne.
- Wechseln Sie auf dem höchsten Punkt der Armbewegung Ihre Hände und spannen Sie gleichzeitig Ihre Bauch- und Gesäßmuskeln an, bevor Sie sich wieder nach unten in die Kniebeugeposition begeben. Behalten Sie die ganze Zeit über eine gute Muskelkontrolle und -rekrutierungsreihenfolge bei.
- Wiederholen Sie das Muster.

3. Umkehrpunkt

76. VORWÄRTSSCHWUNG MIT ZWEI KETTLEBELLS

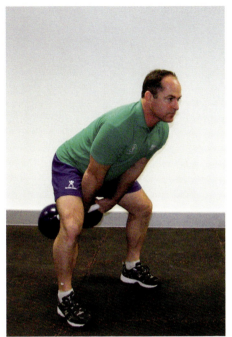

Ausgangsstellung

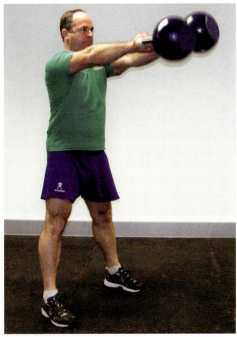

Mittlere Position

Beschreibung

- Stehen Sie mit weiter als schulterbreit auseinandergestellten Füßen, Ihre Beine befinden sich in der Kniebeugeposition, Ihr Rücken ist flach, Ihr Kopf ist vor- und Ihre Arme sind nach unten gestreckt, beide Hände halten jeweils eine Kettlebell (die Handknöchel zeigen nach vorne).
- Wenden Sie das 3B-Prinzip™ an.
- Richten Sie sich aus der Kniebeugeposition auf und schwingen Sie gleichzeitig beide Arme nach vorne. Es kann sein, dass Sie 2-3 Schwünge benötigen, um die geforderte Schwunghöhe zu erreichen.
- Spannen Sie auf dem höchsten Pubkt der Armbewegung bei gestreckten Hüften Ihre Bauch- und Gesäßmuskeln an, bevor Sie sich wieder nach unten in die Kniebeugeposition begeben. Behalten Sie die ganze Zeit über eine gute Muskelkontrolle und -rekrutierungsreihenfolge bei.
- Wiederholen Sie das Muster.

77. ACHTERFIGUREN

Beschreibung

- Beginnen Sie in einer halben Kniebeugeposition bei weiter als schulterbreit auseinandergestellten Füßen, der linke Arm ist nach unten gestreckt, in der rechten Hand halten Sie eine vor Ihnen liegende Kettlebell.
- Wenden Sie das 3B-Prinzip™ an.
- Führen Sie die Kettlebell quer zum Körper unter Ihrem linken Bein hindurch. Dann wechseln Sie die Hände und führen die Kettlebell um Ihr linkes Bein herum und quer zurück unter Ihrem rechten Bein hindurch, sodass die Bewegungsbahn einer Acht ähnelt.
- Wiederholen Sie die Übung in der umgekehrten Richtung.

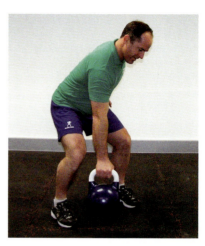

1. Ausgangsstellung

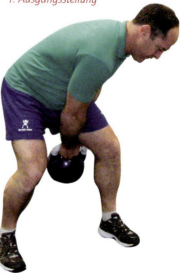

2. Schwung nach hinten

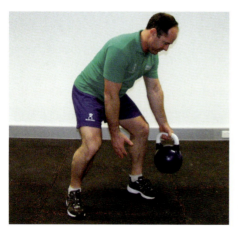

3. Drehung um das Bein

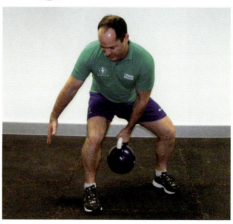

4. Durchschwung zur anderen Seite

KAPITEL 4 | STUFE 2: SCHWUNGMUSTER

78. KETTLEBELLROTATIONEN

Beschreibung

- Stehen Sie aufrecht, mit Ihrem rechten Arm halten Sie eine Kettlebell außen von Ihrem Körper weg.
- Wenden Sie das 3B-Prinzip™ an.
- Führen Sie die Kettlebell quer vor Ihrem Körper zu Ihrer linken Hand hin.
- Übernehmen Sie sie mit Ihrer linken Hand und setzen Sie die Rotation hinter Ihrem Körper fort.
- Führen Sie Ihre freie Hand hinter Ihren Körper, lassen Sie die Kettlebell los und übernehmen Sie sie.
- Setzen Sie die Rotation der Kettlebell um Ihren Körper fort.
- Wiederholen Sie die Übung in die umgekehrte Richtung.

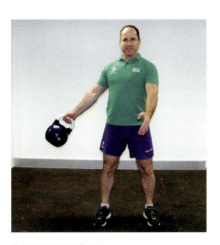

1. Ausgangsstellung

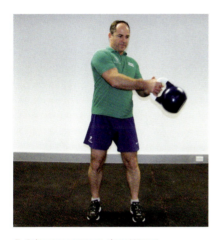

2. Schwung quer vor dem Körper

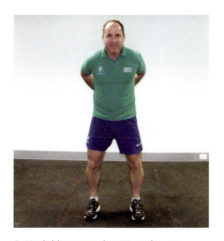

3. Nach hinten um den Körper herum

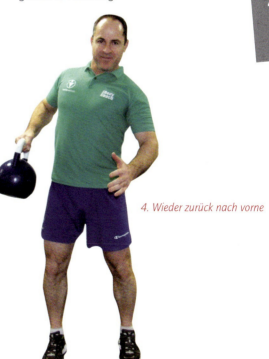

4. Wieder zurück nach vorne

79. SEITSCHWUNG MIT DER KETTLEBELL

1. Beginnen Sie weit außen.

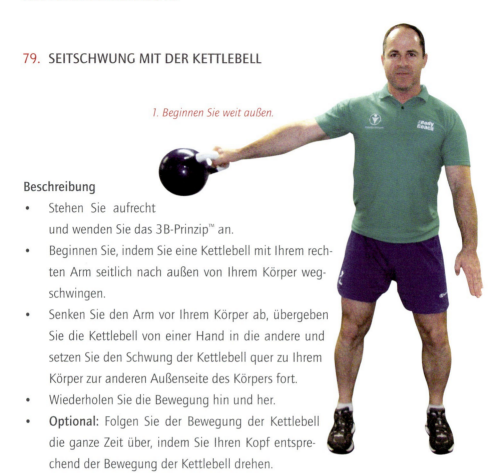

Beschreibung
- Stehen Sie aufrecht und wenden Sie das 3B-Prinzip™ an.
- Beginnen Sie, indem Sie eine Kettlebell mit Ihrem rechten Arm seitlich nach außen von Ihrem Körper wegschwingen.
- Senken Sie den Arm vor Ihrem Körper ab, übergeben Sie die Kettlebell von einer Hand in die andere und setzen Sie den Schwung der Kettlebell quer zu Ihrem Körper zur anderen Außenseite des Körpers fort.
- Wiederholen Sie die Bewegung hin und her.
- **Optional:** Folgen Sie der Bewegung der Kettlebell die ganze Zeit über, indem Sie Ihren Kopf entsprechend der Bewegung der Kettlebell drehen.

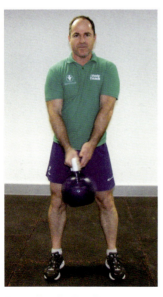 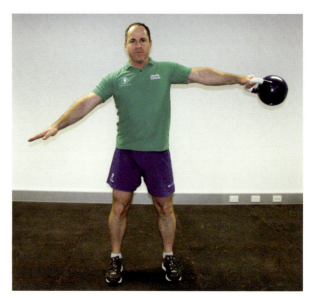

2. Handwechsel vor Ihrem Körper   *3. Quer hinüber zur anderen Seite*

80. SEITSCHWUNG MIT DER KETTLEBELL IN DER HALBEN KNIEBEUGESTELLUNG

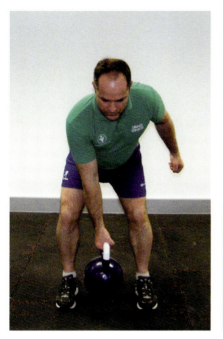
Ausgangsstellung

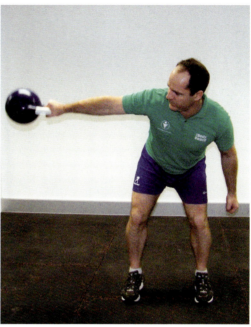
Mittlere Position

Beschreibung

- Stehen Sie in der halben Kniebeugeposition, sodass Ihr Rumpf sich vor der Knielinie befindet, mit Ihrem rechten, nach unten gestreckten Arm halten Sie eine Kettlebell vor Ihrem Körper. Der linke Arm befindet sich an Ihrer Körperseite.
- Wenden Sie das 3B-Prinzip™ an.
- Schwingen Sie den rechten Arm mit einer kontrollierten Bewegug nach außen zur Seite hin und wieder zurück, halten Sie dabei Ihr Handgelenk die ganze Zeit über gestreckt.
- Wiederholen Sie die Bewegung mit dem anderen Arm.
- **Optional:** Folgen Sie der Bewegung der Kettlebell die ganze Zeit über, indem Sie Ihren Kopf entsprechend der Bewegung der Kettlebel drehen.

KAPITEL 5

KAPITEL 1:	KETTLEBELLTRAINING
KAPITEL 2:	BODYBELL®-TRAINING SYSTEM™: SIEBEN WICHTIGE KETTLEBELL-BEWEGUNGSMUSTER
KAPITEL 3:	STUFE 1: ALLGEMEINE KRAFTÜBUNGEN MIT KETTLEBELLS
KAPITEL 4:	STUFE 2: SCHWUNGMUSTER
KAPITEL 5:	**STUFE 3: KOMPLEXE KETTLEBELLÜBUNGEN**
KAPITEL 6:	STUFE 4: SCHNELLKRAFTENTWICKLUNG
KAPITEL 7:	RICHTLINIEN FÜR DAS KONDITIONSTRAINING MIT KETTLEBELLS
KAPITEL 8:	BONUS-KAPITEL: 25 DYNAMISCHE TRAININGSDRILLS MIT DEM MEDIZINBALL

STUFE 3: KOMPLEXE KETTLEBELLÜBUNGEN

DAS VIERSTUFIGE BODYBELL® TRAINING SYSTEM™

- **Stufe 1** Allgemeine Kraft
- **Stufe 2** Schwungmuster
- **Stufe 3** Komplexe Kettlebellübungen
- **Stufe 4** Schnellkraft

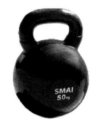

81. EINFACHE PRESSE IN GEBEUGTER HALTUNG

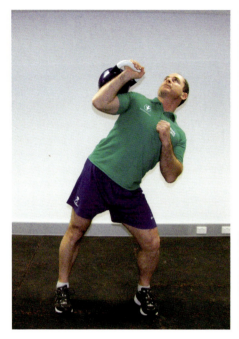
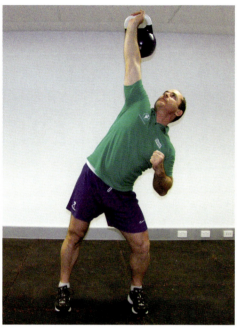

Ausgangsstellung   *Mittlere Position*

Beschreibung:
- Beginnen Sie, indem Sie eine Kettlebell in der Rackposition halten, Ihre Füße sind schulterbreit auseinandergestellt.
- Machen Sie mit dem Bein, das dem angehobenen Arm entgegengesetzt ist, einen Schritt nach vorne, und führen Sie mit dem Fuß des Beins auf der Seite des angehobenen Arms eine kleine Drehung durch.
- Drücken Sie die Hüfte auf der Seite des angehobenen Arms nach außen, strecken Sie das Bein, während das gegenseitige Bein leicht gebeugt ist und der Fuß gerade nach vorne zeigt.
- In Abhängigkeit von Ihrer Beweglichkeit:
    × Bringen Sie Ihren Unterarm in eine vertikale Position und führen Sie ihn an die Seite Ihres Brustkastens, drehen Sie die entgegengesetzte Schulter weg, um dies zu tun.
    × Halten Sie die Kettlebell aus der Rackposition in einer ausbalancierten Position über der Schulter (wie gezeigt).
- Heben und senken Sie Ihren Arm aus dieser Position heraus.
- Wiederholen Sie diese Bewegung mit der anderen Körperseite.

82. SEITPRESSE

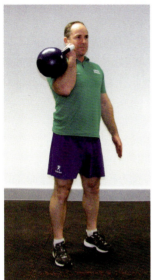

Ausgangsstellung

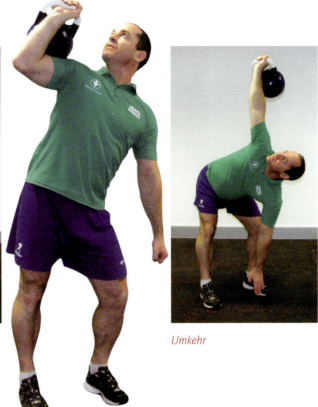

Umkehr

Mittlere Position

Beschreibung:
- Beginnen Sie, indem Sie eine Kettlebell in der Rackposition halten, Ihre Füße sind schulterbreit auseinandergestellt.
- Machen Sie mit dem Bein, das dem angehobenen Arm entgegengesetzt ist, einen Schritt nach vorne, und führen Sie mit dem Fuß des Beins auf der Seite des angehobenen Arms eine kleine Drehung aus.
- Drücken Sie die Hüfte auf der Seite des angehobenen Arms nach außen, strecken Sie das Bein, während das gegenseitige Bein leicht gebeugt ist und der Fuß gerade nach vorne zeigt.
- In Abhängigkeit von Ihrer Beweglichkeit:
  - × Bringen Sie Ihren Unterarm in eine vertikale Position und führen Sie ihn an die Seite Ihres Brustkastens, drehen Sie die entgegengesetzte Schulter weg, um dies zu tun.
  - × Halten Sie die Kettlebell aus der Rackposition in einer ausblancierten Position über der Schulter (wie gezeigt).

- Neigen Sie sich langsam nach vorne und senken Sie Ihren Körper von der Kettlebell weg, halten Sie dabei die ganze Zeit über Blickkontakt mit der Kettlebell.
- Heben Sie, während Sie sich nach vorne neigen, gleichzeitig Ihren Arm mit einer natürlichen, ausbalancierten Bewegung an, während Sie den gegenseitigen Arm zum Boden hin senken, sodass Sie eine gerade Linie vom Boden bis hinauf zur Kettlebell bilden, bevor Sie Ihren Körper wieder nach oben und die Kettlebell in die Rackposition bewegen.
- Wiederholen Sie die Bewegung mit der anderen Körperseite.

Weiterführung für fortgeschrittene Sportler

Beugen Sie, sobald Ihr Arm gestreckt ist, beide Beine (halten Sie dabei Blickkontakt mit der Kettlebell), und senken Sie sich in eine Über-Kopf-Kniebeugeposition ab. Richten Sie sich auf, indem Sie Ihr Gewicht mit Ihren Fersen nach oben drücken, und halten Sie den Arm in einer gestreckten Position. Senken Sie, sobald Sie stehen, die Kettlebell wieder zurück in die Rackposition.

83. EINFACHE WINDMÜHLE

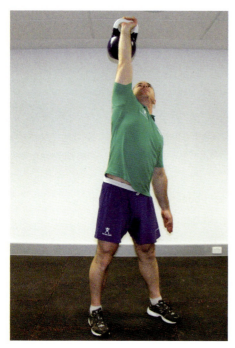   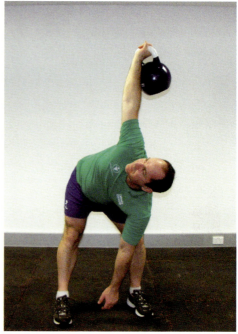

Ausgangsstellung   *Abgesenkt*

Beschreibung

- Setzen Sie die Kettlebell um und pressen Sie sie in eine Über-Kopf-Position, wobei Sie hoch aufgerichtet stehen und Ihre Füße in einen kleinen Winkel nach außen gedreht sind. Ihre Augen sollten auf die Kettlebell über Ihrem Kopf gerichtet sein.
- Beugen Sie sich langsam in Ihren Hüften, wobei Sie den Großteil Ihres Gewichts auf der Ferse des Fußes auf der Seite Ihres angehobenen Arms legen sollten, und fahren Sie mit der Bewegung Ihrer Hüften nach hinten und zur Seite fort. Die Kettlebell bleibt in einer vertikalen Stellung.
- Senken Sie Ihren Oberkörper zum Boden hin ab, bis Sie die Grenze Ihres Bewegungsumfangs erreicht haben (ohne Anspannung oder Schmerzen), dann richten Sie sich durch den Antrieb Ihrer Hüften wieder auf, wobei Sie Ihre Gesäßmuskeln zusammenpressen.
- Wiederholen Sie die Bewegung mit dem anderen Arm.

Vorsicht: Dies ist eine Übung für fortgeschrittene Sportler, weil sie große Kontrolle und Beweglichkeit sowie Stabilität erfordert. Versuchen Sie diese Übung nicht, wenn Sie in der Vergangenheit Schmerzen im Lendenwirbelsäulenbereich, Verspannungen oder Verletzungen hatten. Absolvieren Sie die Übungen stets unter der Aufsicht eines Kraft- und Konditionstrainers.

Variante

- Halten Sie zwei Kettlebells und führen Sie eine doppelte Windmühlenbewegung aus.

Aufgerichtet

84. HOHER ZUG MIT EINEM ARM

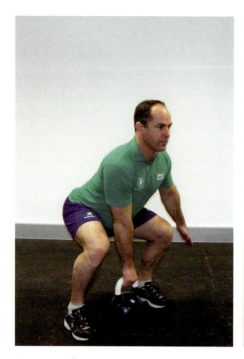
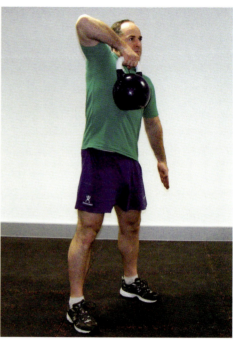

Ausgangsstellung   *Mittlere Position*

Beschreibung

- Beginnen Sie in einer Kniebeugeposition mit weiter als schulterbreit auseinanderstehenden Füßen, ein Arm ist nach unten gestreckt, in der Hand halten Sie eine auf dem Boden liegende Kettlebell (die Handknöchel zeigen nach vorne). Der andere Arm befindet sich an Ihrer Außenseite.
- Wenden Sie das 3B-Prinzip™ an.
- Drücken Sie sich gleichzeitig aus den Beinen heraus vom Boden ab, richten Sie sich auf Ihre Zehen auf, wobei Sie Ihren Ellbogen zusammen mit der Kettlebell hoch anheben, bevor Sie sie wieder kontrolliert absenken.
- Wiederholen Sie die Übung mit dem anderen Arm.

Variante

- Schwunghafter hoher Zug – mit einem Schwungbogen (die Kettlebell wird vor dem Körper hochgeschwungen).

85. EINARMIGE PRESSE AUS DER KNIEBEUGE

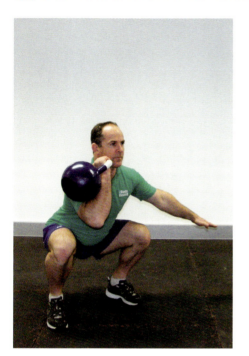

Abgesenkt

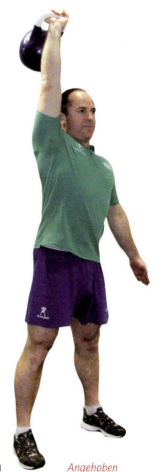

Angehoben

Beschreibung

- Stehen Sie mit schulterbreit auseinandergestellten Füßen, mit einem Arm halten Sie eine Kettlebell in der Rackposition, während der andere Arm zur Seite hin gestreckt ist.
- Wenden Sie das 3B-Prinzip™ an.
- Atmen Sie ein und gehen Sie in die Kniebeuge, bis Ihre Oberschenkel sich parallel zum Boden befinden. Beugen Sie Ihre Hüft-, Knie- und Fußgelenke, während Sie die Kettlebell in der Rackposition halten.
- Atmen Sie aus, kehren Sie die Bewegung um und richten Sie sich auf, während Sie den Arm mit der Kettlebell nach oben über Ihren Kopf strecken.
- Atmen Sie ein und senken Sie sich wieder in die Kniebeugeposition ab, führen Sie die Kettlebell wieder zurück in die Rackposition, bevor Sie die gewünschte Anzahl von Wiederholungen absolvieren.
- Wiederholen Sie die Übung mit der Kettlebell in der anderen Hand.

86. DRUCKPRESSE (SCHWUNGDRÜCKEN) MIT EINER KETTLEBELL

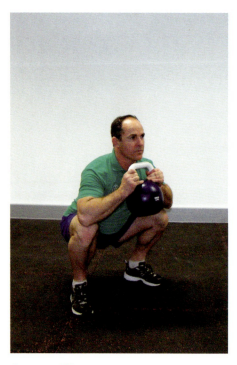
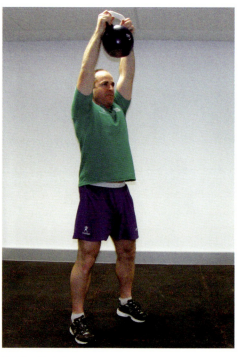

Ausgangsstellung *Mittlere Position*

Beschreibung
- Stehen Sie aufrecht mit schulterbreit auseinandergestellten Füßen, Ihre Arme sind vor Ihrem Körper gebeugt, mit beiden Händen halten Sie eine Kettlebell auf Brusthöhe.
- Wenden Sie das 3B-Prinzip™ an.
- Atmen Sie ein und gehen Sie gleichzeitig in die Kniebeugeposition, bis Ihre Oberschenkel sich parallel zum Boden befinden. Beugen Sie Ihre Hüft-, Knie- und Fußgelenke, während Sie die Kettlebell gegen Ihre Brust halten.
- Atmen Sie aus und richten Sie sich auf, wobei Sie Ihre Arme mit der Kettlebell nach oben über Ihren Kopf strecken.
- Atmen Sie ein und senken Sie sich wieder in die Kniebeugeposition ab, führen Sie die Kettlebell wieder zurück in die Ausgangsposition gegen Ihre Brust, bevor Sie die gewünschte Anzahl von Wiederholungen absolvieren.

Variante
- Handhalteposition an der Kettlebell – Griff, die Kugel selbst oder ähnliches Gerät.

87. DRUCKPRESSE (SCHWUNGDRÜCKEN) MIT ZWEI KETTLEBELLS

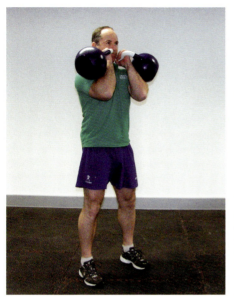

Ausgangsstellung

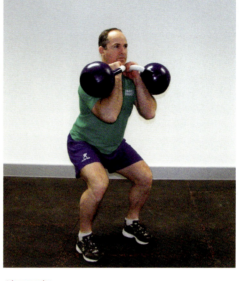

Abgesenkt

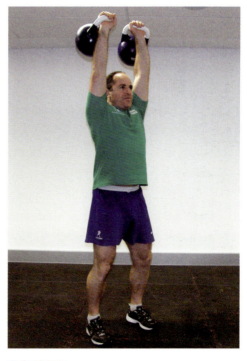

Aufgerichtet

Beschreibung

- Stehen Sie aufrecht mit schulterbreit auseinandergestellten Füßen, Ihre vor Ihrem Körper gebeugten Arme halten die Kettlebells.
- Wenden Sie das 3B-Prinzip™ an.
- Atmen Sie ein und beugen Sie gleichzeitig Ihre Hüft-, Knie- und Fußgelenke, während Sie die Kettlebells in der Rackposition halten, bevor Sie ausatmen und gleichzeitig Ihre Beine und beide Arme nach oben über den Kopf strecken.
- Atmen Sie ein, während Sie die Kettlebells wieder zurück in die Rackposition absenken. Damit haben Sie eine Wiederholung durchgeführt.

88. GET-UPS

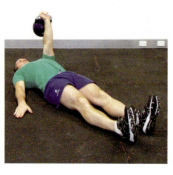
1. Liegeposition

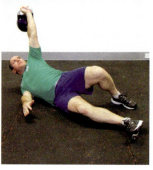
2. Rollbewegung

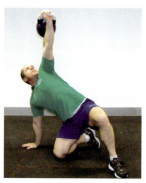
3. Kniendposition

4. Standposition

Beschreibung

- Liegen Sie auf Ihrem Rücken, Ihre Beine sind ausgestreckt und Ihr linker, vertikal gestreckter Arm hält eine Kettlebell, die Handinnenfläche zeigt nach oben.
- Wenden Sie das 3B-Prinzip™ an.
- Halten Sie den Arm, der die Kettlebell hält, die ganze Zeit über gestreckt, rollen Sie sich auf den Trizeps Ihres rechten Arms und nach oben auf Ihre Hand und Ihren rechten Oberschenkel.
- Halten Sie Ihren Blick auf die Kettlebell gerichtet, während Sie damit fortfahren, sich auf die rechte Hand und das rechte Knie zu drücken, wobei Sie darauf achten, dass die Kettlebell in einer vertikalen Stellung bleibt.
- Setzen Sie diese Bewegung fort, indem Sie sich auf Ihre Knie und Ihre Füße aufrichten, wobei Sie die Kettlebell vertikal über Ihrem Kopf halten.
- Nehmen Sie sich einen Moment Zeit, um Ihre Körperposition erneut einzurichten, bevor Sie die Bewegung in Richtung des Bodens umkehren, behalten Sie die volle Körperkontrolle bei, während Sie die Kettlebell beobachten und Ihre Arme die ganze Zeit über gestreckt halten.
- Wiederholen Sie die Übung mit der Kettlebell in der anderen Hand.

KAPITEL 5 | STUFE 3: KOMPLEXE KETTLEBELLÜBUNGEN 141

89. VOM HAMMERCURL ZUR SCHULTERPRESSE

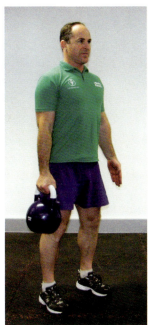
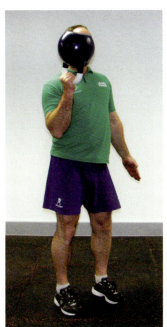

3. Presse

1. Ausgangsstellung   *2. Curlen*

Beschreibung

- Stehen Sie mit schulterbreit auseinandergestellten Füßen, ein Arm ist an Ihrer Seite nach unten ausgestreckt und hält eine Kettlebell (die Handknöchel zeigen nach außen). Der andere Arm ist gestreckt nach außen abgespreizt.
- Wenden Sie das 3B-Prinzip™ an.
- Halten Sie Ihr Handgelenk gestreckt, beugen Sie Ihren Ellbogen und curlen Sie die Kettlebell nach oben zu Ihrer Schulter hin, wobei Sie Ihren Oberarm dicht an Ihrem Körper halten.
- Wenn Sie die Schulterhöhe erreicht haben, setzen Sie die Bewegung fort und pressen die Kettlebell nach oben über Ihren Kopf.
- Halten Sie die Kettlebell kurze Zeit über Ihrem Kopf, wobei Sie auf einen guten Griff und eine gute Handgelenkkontrolle achten, bevor Sie die Bewegung nach unten in die Ausgangsposition umkehren. Damit haben Sie eine Wiederholung durchgeführt.
- Achten Sie darauf, dass Ihr Handgelenk und Ihr Unterarm die ganze Zeit über gestreckt bleiben.
- Wiederholen Sie die Übung mit dem anderen Arm.

90. LIEGESTÜTZ

Beschreibung

- Legen Sie zwei Kettlebells etwa schulterbreit nebeneinander auf den Boden, sodass ihre Griffe parallel zueinander stehen.
- Senken Sie Ihren Körper in den Vorderstütz (Liegestütz) ab, stützen Sie sich hinten auf Ihren Zehen ab, wobei Ihre Füße dicht nebeneinander stehen, Ihre Hände umfassen die Kettlebellgriffe. Ihre Arme sollten gestreckt sein und sich auf einer Linie mit Ihren Schultern befinden.
- Wenden Sie das 3B-Prinzip™ an.
- Atmen Sie ein und senken Sie Ihre Brust zu Ihren Händen hin ab, indem Sie Ihre Ellbogen um etwa 90° beugen. Halten Sie Ihre Oberarme dicht an Ihrem Körper und Ihre Handgelenke gestreckt.
- Atmen Sie aus und richten Sie sich wieder auf, indem Sie Ihre Arme strecken. Damit haben Sie eine Wiederholung durchgeführt.

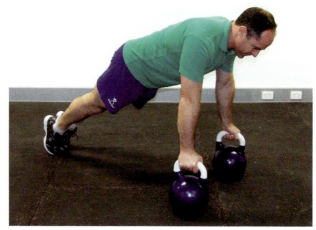

Ausgangsstellung

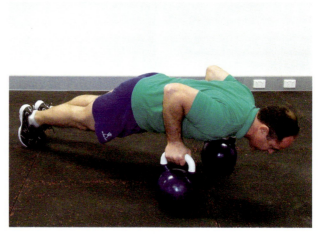

Mittlere Position

91. VOM LIEGESTÜTZ INS RUDERN

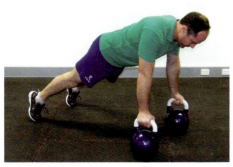

1. Ausgangsposition

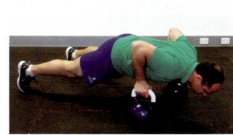

2. Absenken

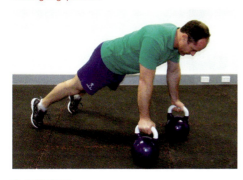

3. Aufrichten

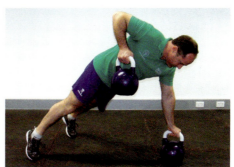

4. Rudern

Beschreibung

- Legen Sie zwei Kettlebells etwa schulterbreit nebeneinander auf den Boden, sodass ihre Griffe parallel zueinander stehen.
- Senken Sie Ihren Körper in den vorderen Stütz (Liegestütz) ab, stützen Sie sich hinten auf Ihren Zehen ab, Ihre Füße stehen dicht nebeneinander und Ihre Hände umfassen die Kettlebellgriffe. Ihre Arme sollten gestreckt sein und sich auf einer Linie mit Ihren Schultern befinden.
- Wenden Sie das 3B-Prinzip™ an.
- Atmen Sie ein und senken Sie Ihre Brust zu Ihren Händen hin ab, indem Sie Ihre Ellbogen um etwa 90° beugen. Halten Sie Ihre Oberarme dicht an Ihrem Körper und Ihre Handgelenke gestreckt.
- Atmen Sie aus und richten Sie sich wieder auf, indem Sie Ihre Arme strecken. Absolvieren Sie gleichzeitig eine einarmige Ruderbewegung, dann senken Sie die Kettlebell wieder in die Ausgangsposition ab. Damit haben Sie eine Wiederholung durchgeführt.
- Wiederholen Sie die Bewegung, indem Sie die Ruderbewegung mit dem anderen Arm absolvieren.

92. WECHSELN DER KETTLEBELL UNTER DEM OBERSCHENKEL HINDURCH IM STATIONÄREN AUSFALLSCHRITT

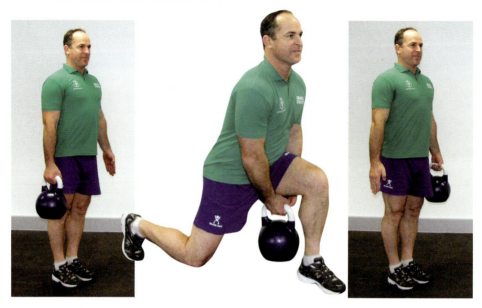

1. Ausgangsposition *2. Mittlere Position* *3. Rückkehr in die Ausgangsgposition*

Beschreibung
- Stehen Sie aufrecht, Ihre Füße stehen eng nebeneinander und Ihr rechter Arm ist an Ihrer Seite nach unten gestreckt, in der Hand halten Sie eine Kettlebell. Mit Ihrem linken Arm, gestreckt an Ihrer Seite, halten Sie Ihr Gleichgewicht.
- Wenden Sie das 3B-Prinzip™ an.
- Atmen Sie ein und machen Sie mit dem linken Bein einen Ausfallschritt nach vorne, bis der Oberschenkel sich parallel zum Boden befindet (das Knie befindet sich über den Zehen), und das hintere Knie befindet sich dicht am Boden. Führen Sie die Kettlebell gleichzeitig unter Ihrem Bein hindurch und wechseln Sie die Hände, achten Sie dabei auf eine möglichst aufrechte Rumpfhaltung.
- Atmen Sie aus und drücken Sie sich mit Ihrem vorderen Bein wieder in die Ausgangsstellung zurück. Damit haben Sie eine Wiederholung durchgeführt, die Kettlebell halten Sie nun in der anderen Hand.
- Wiederholen Sie die Übung, indem Sie einen Ausfallschritt mit dem anderen Bein machen.

Varianten
- Wechseln der Kettlebell von einer Hand in die andere im stationären Ausfallschritt.
- Kontinuierliches Wechseln der Kettlebell von einer Hand in die andere im kontinuierlichen Gehausfallschritt.

93. AUSFALLSCHRITT MIT PRESSE – MIT EINER KETTLEBELL

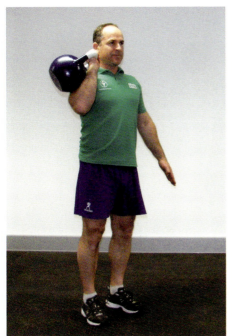

Ausgangsstellung

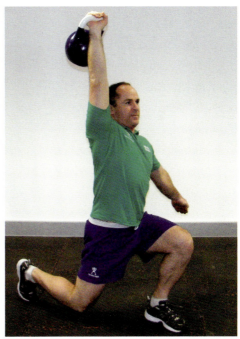

Mittlere Position

Beschreibung

- Stehen Sie aufrecht, Ihre Füße stehen eng nebeneinander, in Ihrer rechten Hand halten Sie eine Kettlebell in der Rackposition und Ihr linker Arm ist gestreckt an Ihrer Seite abgespreizt.
- Wenden Sie das 3B-Prinzip™ an.
- Machen Sie mit Ihrem linken Bein einen Ausfallschritt nach vorne und senken Sie Ihr hinteres Knie zum Boden hin ab, während Sie mit Ihrem rechten Arm die Kettlebell über Ihren Kopf drücken.
- Drücken Sie sich mit Ihrem vorne stehenden Bein zurück in die Ausgangsposition, und führen Sie die Kettlebell zurück in die Rackposition.
- Wiederholen Sie die Übung mit Ihrer anderen Körperseite.

Variante

- Beginnen Sie in einer stationären Aufallschrittposition und heben Sie Ihren Arm an, während Sie Ihr Knie absenken.

94. AUSFALLSCHRITT MIT PRESSE – MIT ZWEI KETTLEBELLS

Beschreibung

- Stehen Sie aufrecht, Ihre Füße stehen eng nebeneinander, die Kettlebells befinden sich vor Ihrem Körper auf Schulterhöhe.
- Wenden Sie das 3B-Prinzip™ an.
- Atmen Sie ein und heben Sie gleichzeitig Ihre Arme nach oben über Ihren Kopf, während Sie mit einem Bein einen Ausfallschritt nach vorne machen. Der vordere Oberschenkel befindet sich parallel zum Boden und das Knie befindet sich über Ihren Zehen.

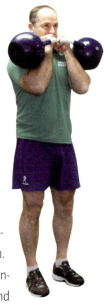 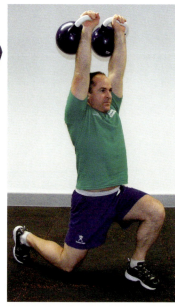

Ausgangsstellung   *Mittlere Position*

- Atmen Sie aus, richten Sie sich wieder in die Ausgangsposition auf und kehren Sie mit Ihren Armen wieder zurück, sodass die Kettlebells sich wieder auf Schulterhöhe befinden. Damit haben Sie eine Wiederholung durchgeführt.
- Wiederholen Sie die Übung, indem Sie einen Ausfallschritt mit dem anderen Bein machen.

Varianten

- Beide Hände befinden sich während der gesamten Übung über Ihrem Kopf.
- Konstante Ausfallschrittgehbewegung nach vorne.
- Ausfallschritt nach vorne, diagonal, zur Seite hin und nach hinten.
- Ausfallschritt mit einem seitlich vom Körper angehobenen Arm und mit anderen, vielseitigen Armbewegungspositionen als zusätzliche Herausforderung.

Diese Übung kräftigt die Gesäßmuskeln, die hinteren Oberschenkelmuskeln sowie die Bein- und Schultermuskeln, wobei der Schwerpunkt auf der Kontrolle der Core-Muskeln liegt.

Anmerkung: Unter den Ausgangspositionen des stationären Ausfallschritts (S. 88 ff.) finden Sie alternative Armhaltungen beim Ausfallschritt, die zusätzliche Anforderungen stellen. Verwenden Sie diese als Endpositionen bei abgesenktem hinteren Knie, wenn Sie aus der Standposition bei nebeneinanderstehenden Füßen einen Ausfallschritt nach vorne machen.

95. AUSFALLSCHRITT MIT ROTATION

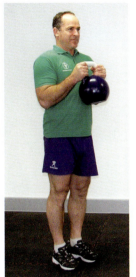
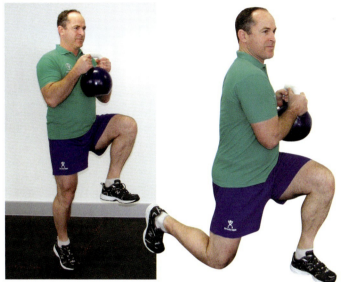

1. Ausgangsstellung 2. Anheben des Knies 3. Mittlere Position

Beschreibung
- Stehen Sie aufrecht, Ihre Füße stehen nebeneinander, halten Sie eine Kettlebell an den Außenseiten ihres Griffs gegen Ihren Bauch.
- Wenden Sie das 3B-Prinzip™ an.
- Heben Sie Ihr Knie an und machen Sie mit Ihrem linken Bein einen Ausfallschritt nach vorne.
- Landen Sie mit einer kontrollierten Bewegung und halten Sie dabei Ihren Oberkörper aufrecht.
- Rotieren Sie die Kettlebell quer über Ihren Körper zur linken Seite hin und zurück, bevor Sie sich mit Ihrem vorderen Bein zurück in die Ausgangsposition drücken.
- Wiederholen Sie die Übung auf Ihrem rechten Bein und halten Sie die Kettlebell dabei während der Rotation die ganze Zeit über an Ihrem Körper.
- Diese Übung kräftigt die Gesäßmuskeln, die hinteren Oberschenkelmuskeln sowie die Bein- und Bauchmuskeln, wobei der Schwerpunkt auf einer guten Core-Kontrolle liegt.

Variante
- Diese Übung kann auch in einer Vorwärtsbewegung durchgeführt werden, indem Sie kontinuierlich Ausfallschritte nach vorne machen, z. B. 10 Schritte oder mehr, während Sie die Kettlebell quer über Ihren Körper rotieren.

96. VON DER KNIEBEUGE IN DEN AUSFALLSCHRITT

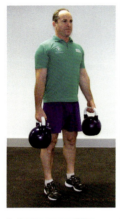
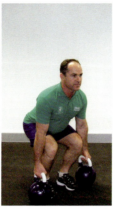
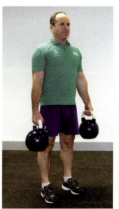
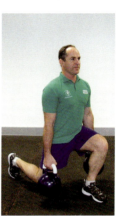

1. Ausgangsposition *2. Kniebeuge* *3. Sich aufrichten* *4. Ausfallschritt und Rückkehr in die Ausgangsposition*

Beschreibung

- Stehen Sie aufrecht mit hüftbreit auseinandergestellten Füßen, halten Sie zwei Kettlebells auf Armlänge an Ihren Seiten, die Handknöchel zeigen nach außen.
- Wenden Sie das 3B-Prinzip™ an.
- Atmen Sie ein und gehen Sie in die Kniebeuge, bis Ihre Oberschenkel sich parallel zum Boden befinden, indem Sie mit Ihren Hüft-, Knie- und Fußgelenken nach hinten drücken.
- Atmen Sie aus und richten Sie sich wieder in die Ausgangsposition auf.
- Atmen Sie wieder ein und machen Sie mit Ihrem linken Bein einen Ausfallschritt nach vorne, beugen Sie Ihr vorderes Knie, bis der Oberschenkel sich parallel zum Boden befindet, wobei Ihre Knie sich auf einer Linie über Ihren Zehen befinden und Ihr hinteres Knie zum Boden abgesenkt ist. Ihre Arme bleiben an Ihren Seiten.
- Atmen Sie aus, drücken Sie sich mit dem linken Bein wieder nach oben, und bringen Sie Ihren Körper wieder in die aufrechte Ausgangsposition. Damit haben Sie eine Wiederholung durchgeführt.
- Wiederholen Sie die Kniebeuge und den Ausfallschritt mit dem rechten Bein.

Variante

- Sie können Ihre Hände die ganze Zeit über in der Rackposition halten. Drücken Sie, wenn Sie sich in der Rackposition befinden, zusätzlich Ihre Hände nach oben, wenn Sie den Ausfallschritt nach vorne machen.

97. VON DER TRIZEPSPRESSE IN DEN BRUST-FLY

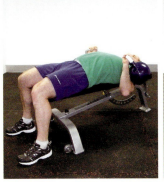
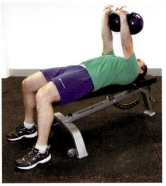
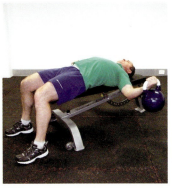

1. Ausgangsposition   2. Presse   3. Absenken in den Fly

Beschreibung

- Liegen Sie in Rückenlage auf einer flachen Kraftbank, Ihre Knie sind gebeugt und Ihre Füße stehen schulterbreit auseinander auf dem Boden. Mit gebeugten Armen halten Sie die Kettlebells auf Brusthöhe dicht an Ihrem Körper.
- Wenden Sie das 3B-Prinzip™ an.
- Atmen Sie aus und pressen Sie beide Arme direkt nach oben, sodass sie sich ganz ausgestreckt dicht nebeneinander befinden, halten Sie dabei Ihre Handgelenke gestreckt.
- Atmen Sie ein, während Sie Ihre Arme von oben aus mit einer halbkreisförmigen Bewegung weit zu den Seiten hin absenken, drehen Sie dabei Ihre Hände und behalten Sie eine leichte Beugung in den Armen bei, während Sie sie bis auf Brusthöhe absenken.
- Atmen Sie wieder aus und heben Sie Ihre Arme mit einer halbkreisförmigen Bewegung wieder nach oben, halten Sie Ihre Arme dabei die ganze Zeit über leicht gebeugt, bis die Kettlebells über Ihrem Kopf zusammenkommen.
- Drehen Sie Ihre Hände, während Sie sie wieder nach unten in die Ausgangsposition führen. Damit haben Sie eine Wiederholung durchgeführt.

4. Brust-Fly

Variante

- Diese Übung trainiert die Brust- und Trizepsmuskeln und kann auch auf einem Gymnastikball durchgeführt werden, wobei ein qualifizierter Kraft- und Konditionstrainer Hilfestellung leistet.

98. EINARMIGE BRUSTPRESSE AUF EINEM GYMNASTIKBALL

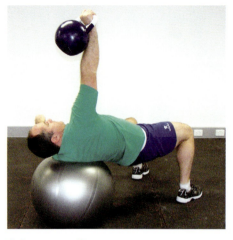
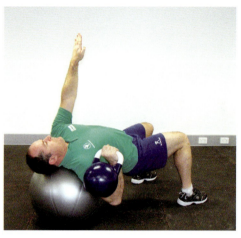

1. Ausgangsposition *2. Abgesenkt*

Beschreibung

- Liegen Sie in Rückenlage mit Ihren Schultern auf einem Gymnastikball. Ihre Füße stehen schulterbreit auf dem Boden. Ein Arm sollte vertikal ausgestreckt eine Kettlebell halten, die Handfläche zeigt nach oben und die Schulter ist angehoben, sodass die Kettlebell sich über Ihrer Augenlinie befindet, während der andere Arm zur Seite ausgestreckt ist, um das Gleichgewicht zu halten.
- Wenden Sie das 3B-Prinzip™ an.

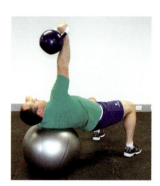

3. Angehoben

- Atmen Sie ein und senken Sie die Kettlebell ab, während Sie gleichzeitig Ihre Schulter quer über den Gymnastikball rollen und den Ellbogen beugen, bis sich die Kettlebell auf einer Ebene mit Ihrer Brust befindet. Achten Sie darauf, dass Sie Ihre Core-Muskeln anspannen und Ihren freien Arm über Ihren Kopf strecken, um das Gleichgewicht zu halten.
- Atmen Sie aus und pressen Sie die Kettlebell wieder zurück über Ihren Kopf, wobei Sie Ihre Schultern etwas über den Ball rollen. Heben Sie Ihre Schultern an und führen Sie den unbelasteten Arm wieder an Ihrer Seite zurück auf Schulterhöhe. Damit haben Sie eine Wiederholung durchgeführt.
- Bringen Sie den Satz zu Ende und wiederholen Sie die Bewegung mit dem anderen Arm.

Variante

- Kettlebell-Brustpresse mit wechselnden Armen.

99. KETTLEBELL-BRUSTPRESSE MIT WECHSELNDEN ARMEN

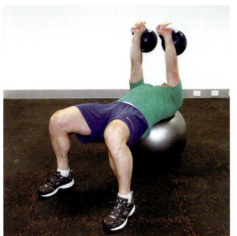

1. Ausgangsposition

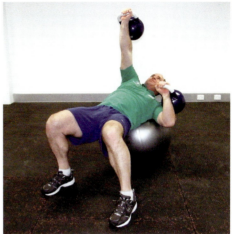

2. Presse mit dem rechten Arm

Beschreibung

- Liegen Sie in Rückenlage mit Ihren Schultern auf einem Gymnastikball. Ihre Füße stehen im schulterbreiten Abstand auf dem Boden. Beide Arme sind oberhalb Ihrer Schulter vertikal nach oben ausgestreckt und halten zwei Kettlebells.
- Wenden Sie das 3B-Prinzip™ an.
- Drehen Sie Ihre Schultern gleichzeitig quer über den Gymnastikball und senken Sie einen Arm auf Ihre Brust ab, wobei Sie Ihre Taille drehen, um eine effektive Bewegung zu ermöglichen.

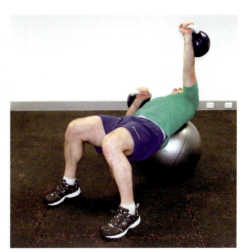

3. Presse mit dem linken Arm

- Heben Sie bei einer abgesenkten Kettlebell gleichzeitig diesen Arm wieder nach oben, während Sie den anderen Arm absenken, sodass Sie eine abwechselnde Brustpresse absolvieren.

Variante

- Diese Übung trainiert die Brust- und Trizepsmuskulatur und die Kontrolle der Core-Muskeln und kann auch durchgeführt werden, indem ein Arm abgesenkt und wieder angehoben wird, bevor der andere Arm abgesenkt wird.

KAPITEL 6

KAPITEL 1:	KETTLEBELLTRAINING
KAPITEL 2:	BODYBELL®-TRAINING SYSTEM™:
	SIEBEN WICHTIGE KETTLEBELL-BEWEGUNGSMUSTER
KAPITEL 3:	STUFE 1: ALLGEMEINE KRAFTÜBUNGEN
	MIT KETTLEBELLS
KAPITEL 4:	STUFE 2: SCHWUNGMUSTER
KAPITEL 5:	STUFE 3: KOMPLEXE KETTLEBELLÜBUNGEN
KAPITEL 6:	STUFE 4: SCHNELLKRAFTENTWICKLUNG
KAPITEL 7:	RICHTLINIEN FÜR DAS KONDITIONSTRAINING
	MIT KETTLEBELLS
KAPITEL 8:	BONUS-KAPITEL: 25 DYNAMISCHE TRAININGSDRILLS
	MIT DEM MEDIZINBALL

STUFE 4: SCHNELLKRAFT-ENTWICKLUNG

DAS VIERSTUFIGE BODYBELL® TRAINING SYSTEM™

- **Stufe 1** — Allgemeine Kraft
- **Stufe 2** — Schwungmuster
- **Stufe 3** — Komplexe Kettlebellübungen
- **Stufe 4** — Schnellkraft

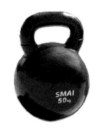

ÜBUNGSPROGRESSION UND -TECHNIK

Die Stufe 4, das Schnellkrafttraining, enthält eine Reihe von Kettlebellübungen, die auf dem olympischen Gewichtheben basieren und die dazu beitragen, die Kraft, Schnelligkeit und Technik zu entwickeln, sodass letztendlich auch die Explosivkraft und die Kontrolle derselben verbessert werden. Auf dieser Stufe trägt eine schnelle Kraftentwicklung zur

Entwicklung von noch mehr Schnelligkeit und Schnellkraft bei, bei einer gleichzeitig stattfindenden Anpassung des Zentralnervensystems (ZNS). Wie bereits im „Grundlegenden Krafttrainingszonen-Diagramm" beschrieben, ist eine gute Technik die erste Priorität. Daher ist es wichtig, leichtere Kettlebells zu verwenden, bevor man das Gewicht erhöht und kraftvollere Bewegungen entwickelt.

Es ist viel klüger, einen Sportler die grundlegenden Hebetechniken lernen zu lassen, sodass er das Bewegungsmuster koordiniert ausführt und beherrscht, bevor man diese Techniken zu fortgeschritteneren olympischen Hebetechniken mit Kettlebells zusammensetzt. Diese Methode trägt zu einer Beschleunigung der Lernkurve bei und stellt sicher, dass der Sportler eine gute Technik, neuromuskuläre Koordination und Schnellkraft enwickelt. Der Faktor der Progression ist von entscheidender Bedeutung, weil Ihr Körper auf diesem Weg seine Core-Kraft, Beweglichkeit und neuromukuläre Kapazität verbessert. Sie belasten auf diese Weise auch Ihr Bindegewebe, Ihre Sehnen, Bänder und Muskelfasern in unterschiedlichen Winkeln sowie mit verschiedenen Kraft- und Schnelligkeitseinsätzen. All dies trägt dazu bei, dass Ihr Körper sportlich funktionaler wird, und ermöglicht es ihm, mit einer Vielfalt von Kräften und Aktivitäten umzugehen, bei einer gleichzeitigen Reduzierung des Verletzungsrisikos.

Wenn Sie zu komplexeren Kettlebellübungen übergehen, werden Sie höhere Anforderungen an das Zentralnervensystem (ZNS) bei der Ausführung jeder Übung empfinden. Die Kraftgewinne aufgrund der vorangegangenen Trainingsstufen werden jetzt einem Umwandlungsprozess unterzogen, bei dem ein höherer Energieeinsatz gefordert wird. Die Übungen selbst werden in vielerlei Hinsicht komplexer und sportspezifischer.

DIE ENTWICKLUNG DER SCHNELLKRAFT

Um die Hebetechniken auszuführen, denen Sie in diesem Kapitel begegnen, müssen Sie die Trainingsstufen 1 und 2 erfolgreich durchlaufen haben. Wenn Sie eine olympische Hebetechnik mit Kettlebells erlernen, ist es wichtig, den Schwerpunkt zunächst auf das Erlernen einer sauberen Technik mit leichteren Gewichten zu legen. Das Ziel besteht darin, den Energieeinsatz zu steigern, der durch das schnelle Bewegen eines Gewichts erzeugt wird. Wenn das Gewicht zu schwer ist, bewegen die Kettlebells sich langsam und die Technik des Sportlers leidet, was möglicherweise zu Verletzungen führt. Im Verlauf der Zeit, wenn die Technik und die Schnelligkeit sich verbessern, kann das Gewicht der Kettlebell erhöht werden. Dies wird zur effektiven Entwicklung der Schnelligkeits- und Schnellkraftumwandlung beitragen.

Als Trainer verstehe ich die Wichtigkeit und die Vorteile der olympischen Hebetechniken und den Transfer einer besseren Koordination sowie der Entwicklung einer höheren Kraftanstiegsrate auf die eigene Sportart. Auch wenn sie vom traditionellen Power Clean (schnellkräftiges Umsetzen) zum viel komplexeren Reißen reichen, trainieren die olympischen Hebetechniken den Sportler dahin gehend, dass er seine Kraft dynamisch einsetzt und die maximal mögliche Kraft nutzt. Im Endergebnis wird die Bewegungsqualität gegenüber der Bewegungsquantität stärker betont. Die Erholungspausen sind länger, um sicherzustellen, dass der Körper die Hebetechniken im ausgeruhten Zustand ausführt.

STUFEN DES ENERGIEEINSATZES

Wenn man diesen Punkt im Krafttraining erreicht hat, ist bei jedem Heben ein rascher Anstieg des Energieeinsatzes feststellbar. Dies erfordert eine zweiphasige Herangehensweise:

- **Energiephase 1:** Leichte Last (oder Gewicht), die mit hoher Geschwindigkeit gehoben wird, z. B. Medizinbälle und olympische Hebetechniken; Sicherstellung der Beherrschung der Technik; die Hebegeschwindigkeit imitiert häufig den mit hoher Geschwindigkeit durchgeführten sportspezifischen Schnellkrafteinsatz, z. B. beim Kugelstoßen.
- **Energiephase 2:** Schwere Last, die mit hoher Geschwindigkeit gehoben wird.

Wegen der schnellen Bewegungen und Muskelrekrutierung bei diesen schnellkräftigen Hebetechniken wird das Nervensystem stark beansprucht. Daher bedarf es längerer Erholungspausen von 3-5 min Dauer zwischen den Sätzen. Zwischen den Sätzen können leichte Herz-Kreislauf-Aktivitäten durchgeführt werden (z. B. auf dem Fahrradergometer), um den Sauerstofftransport zu den arbeitenden Muskeln zu erleichtern. In der Abwärmphase können diese Aktivitäten, gefolgt von Stretching, gleichzeitig Muskelschmerzen verhindern.

STRETCHINGROUTINE FÜR DAS OLYMPISCHE GEWICHTHEBEN

Das olympische Gewichtheben erfordert eine große Gelenkkraft, -beweglichkeit und -stabilität, um sicherzustellen, dass die ganze Zeit über die korrekte Bewegungstechnik beibehalten wird. In gewissen zeitlichen Abständen ist regelmäßig zu überprüfen, ob diese Beweglichkeit tatsächlich beibehalten wird. Die folgenden Stretchingübungen belasten spezifische Muskelgruppen, die beim olympischen Gewichtheben beansprucht werden.

Jede Dehnung wird bis zu 15 s oder länger aufrechterhalten und wird, wie beim olympischen Gewichtheben gefordert, auf beiden Seiten des Körpers wiederholt. Für diejenigen Sportler mit einem übermäßigen Bewegungsumfang in einem Gelenk oder mehreren Gelenken (sogenannte *Hypermobilität*) ist im Gegensatz zum Stretching eine stabilitätsfördernde Vorgehensweise erforderlich, um eine bessere Muskelkontrolle zu gewährleisten.

WICHTIGE STRETCHINGÜBUNGEN	BESCHREIBUNG
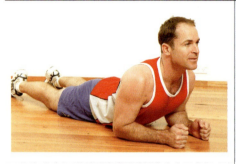	**Rückenstreckung – Ellbogen** **Ziel:** Dehnung der Lendenmuskeln zur Unterstützung der Bewegungsphasen der Ausgangsstellung und des ersten Zugs. Liegen Sie mit Ihrem Bauch und Ihren Unterarmen auf dem Boden, Ihr Brustkorb ist leicht vom Boden abgehoben und halten Sie diese Stellung ohne Beschwerden oder Schmerzen.
	Brustmuskeldehnung **Ziel:** Dehnung der Brustmuskeln und Unterstützung einer guten Körperausrichtung, Zugbewegung und Kurzhantelposition, vor allem in der Über-Kopf-Position. Stehen Sie in einem Türrahmen (oder in der Ecke zwischen zwei Wänden – L-Form) mit den Armen in einem 90°-Winkel und neigen Sie sich leicht nach vorne.
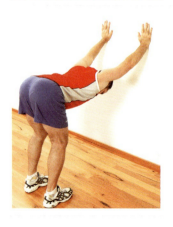	**Wölbung der mittleren Rückenregion** **Ziel:** Dehnung der mittleren und oberen Rücken- und Schulterregion zur Unterstützung der Kurzhantelposition, vor allem in der Über-Kopf-Position. Stehen Sie einer Wand gegenüber oder in einem Türrahmen (oder in der Ecke zwischen zwei Wänden – L-Form). Beugen Sie sich in den Hüften, legen Sie Ihre Hände gegen die Wand und neigen Sie sich leicht nach vorne.

WICHTIGE STRETCHINGÜBUNGEN	BESCHREIBUNG
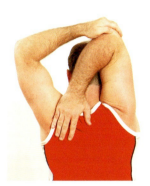	**Trizeps** **Ziel:** Dehnung der oberen Rückenmuskeln, des Schulterblatts und des Trizeps, wichtig für die Schulter- und Schulterblattbeweglichkeit bei allen Rumpf- und Über-Kopf-Bewegungen. Beugen Sie Ihre Arme hinter Ihrem Kopf und fassen Sie den Ellbogen mit der gegenüberliegenden Hand. Ziehen Sie ihn leicht nach unten. Wiederholen Sie diese Bewegung mit dem anderen Arm.
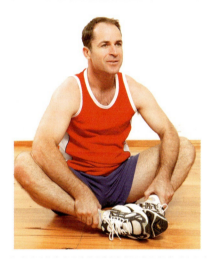	**Adduktoren** **Ziel:** Dehnung der Leistenregion und Unterstützung der schnellen Beinbewegung von der gebeugten in die angehobene Position. Sitzen Sie auf dem Boden mit zusammenliegenden Fußsohlen, legen Sie Ihre Unterarme auf Ihre Beine und fassen Sie Ihre Fußgelenke mit den Händen. Drücken Sie Ihre Knie durch Ihren Armeinsatz leicht nach unten zum Boden hin, bevor Sie sich wieder entspannen.
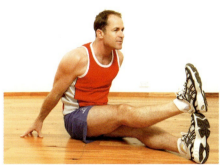	**Hintere Oberschenkelmuskulatur** **Ziel:** Dehnung der bei Kniebeuge- und Ausfallschrittbewegungen belasteten hinteren Oberschenkelmuskulatur. Sitzen Sie mit gestreckten Beinen auf dem Boden, wobei ein Fuß auf der Spitze des anderen ruht. Strecken Sie Ihre Arme hinter Ihrem Körper aus, Ihre Finger sind kelchförmig gestreckt. Halten Sie Ihre Wirbelsäule gestreckt und neigen Sie sich leicht nach vorne und dehnen Sie. Wiederholen Sie die Bewegung, wobei Sie die Beinposition wechseln.

WICHTIGE STRETCHINGÜBUNGEN	BESCHREIBUNG
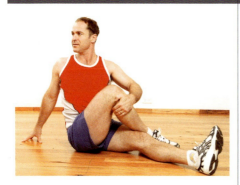	**Hüft- und Thoraxmuskeln** **Ziel:** Dehnung der Hüft- und mittleren Rückenregion zur Sicherstellung der Muskelbeweglichkeit für alle Bewegungen. Sitzen Sie auf dem Boden, das linke Bein liegt gestreckt auf dem Boden mit angezogenen Zehen. Das rechte Bein ist gebeugt und wird neben das linke Bein gestellt. Die linke Hand greift unterhalb des Knies das rechte Bein und zieht es in Richtung Körper. Die Finger der rechten Hand werden fächerförmig auf den Boden gesetzt und der Oberkörper nach rechts gedreht.
	Lumbalrotation **Ziel:** Dehnung der Hüft- sowie der unteren und mittleren Rückenregionen zur Sicherstellung der Muskelbeweglichkeit für alle Bewegungen. Liegen Sie auf dem Boden, Ihre Arme sind weit ausgestreckt, und ein Bein ist über das andere gebeugt. Die Unterschenkel sind zur Seite hin abgeknickt und das Gesicht zeigt zur entgegengesetzten Seite. Wiederholen Sie diese Bewegung in die entgegengesetzte Richtung.
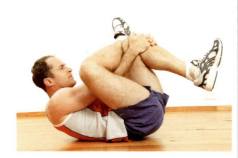	**M. piriformis** **Ziel:** Dehnung der bei allen Bewegungen der unteren Körperhälfte belasteten, tiefen Gesäßmuskeln. Neigen Sie sich aus der oben beschriebenen Dehnung nach hinten auf den Boden und führen Sie die Hand auf der Seite des gebeugten Beins durch das Loch zwischen den Beinen und die andere Hand um die Außenseite des Beins herum, sodass beide Hände unterhalb des Knies platziert sind, und ziehen Sie den Körper eng zusammen. Wiederholen Sie diese Bewegung mit dem anderen Bein.

KAPITEL 6 | STUFE 4: SCHNELLKRAFTENTWICKLUNG

WICHTIGE STRETCHINGÜBUNGEN	BESCHREIBUNG
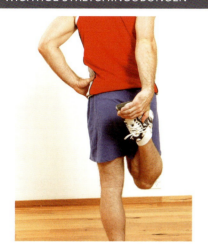	**Oberschenkel im Stand** **Ziel:** Dehnung der bei allen Kniebeuge-, Ausfallschrittbewegungen und Bewegungen der unteren Körperhälfte belasteten Oberschenkelmuskeln. Stehen Sie aufrecht, greifen Sie Ihren Fuß, beugen Sie Ihr Bein hinter Ihrem Körper und halten Sie diese Position. Wiederholen Sie die Bewegung mit dem anderen Bein.
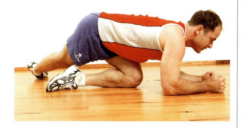	**Iliosakralgelenk im Knien** **Ziel:** Dehnung der bei allen Bewegungen der unteren Körperhälfte belasteten, tiefen Gesäßmuskeln und des Iliosakralgelenks. Knien Sie auf dem Boden und neigen Sie sich nach vorne auf Ihre Unterarme. Kreuzen Sie ein Bein über das andere nach hinten und halten Sie dabei Ihre Hüften rechtwinklig. Wiederholen Sie die Bewegung mit dem anderen Bein.
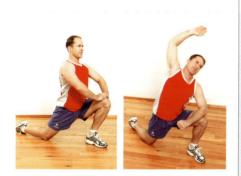	**Hüftbeuger im Knien** **Reichbewegung zur Seite im Knien** **Ziel:** Dehnung der bei allen Kniebeuge-, Ausfallschrittbewegungen und Bewegungen der unteren Körperhälfte belasteten Oberschenkelmuskeln. Stehen Sie aufrecht, legen Sie Ihre Hände auf das gebeugte linke Knie, beugen Sie Ihr Bein hinter Ihrem Körper und halten Sie diese Position. Wiederholen Sie die Bewegung mit dem anderen Bein.

OLYMPISCHE HEBETECHNIKEN

Die folgenden Übungen sind dynamisch und erfordern eine entsprechende Schulter-, Rücken- und Hüftgelenkbeweglichkeit, damit sie korrekt ausgeführt werden. Üben Sie zunächst stets mit leichten Kurzhanteln, um Ihre Technik und Koordination zu verbessern. Wenden Sie das 3B-Prinzip™ an – Anspannung, Atmung und Körperposition als Teil jeder olympischen Hebeübung zur Gewährleistung einer jederzeit guten Bewegungsqualität und -kontrolle. Achten Sie auf ein ausreichendes Aufwärmen. Suchen Sie stets professionelle Anleitung und Eins-zu-eins-Coaching, wenn Sie eine neue Übung ausführen.

Anmerkung: Aufgrund der bei olympischen Hebeübungen auf den Füßen, Fußgelenken und Waden lastenden Kräfte, sollte man auch Zeit damit verbringen, diese Bereiche mittels spezieller Methoden zu dehnen und zu kräftigen, unabhängig davon, für wie kräftig Sie Ihre Waden halten. Dazu gehört das 15-sekündige Dehnen einer Wade auf der Kante einer Stufe, gefolgt von einem 15-sekündigen einbeinigen Fersenheben – wobei man sich hoch auf den Fußballen aufrichtet und die Ferse nach unten an der Stufe hinunter absenkt. Wiederholen Sie diese Übung mit beiden Beinen.

KAPITEL 6 | STUFE 4: SCHNELLKRAFTENTWICKLUNG

STOSSEN

100. EINARMIGES STOSSEN

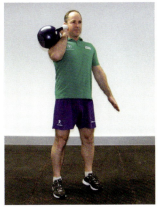
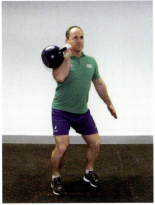
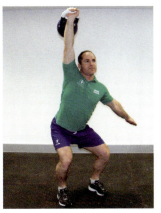

1. Rackposition   *2. Absenken*   *3. Drücken und Absenken*

Beschreibung

- Stehen Sie mit schulterbreit auseinandergestellten Füßen, ein Arm ist seitlich vom Körper angehoben, und der andere hält eine Kettlebell auf Schulterhöhe in der Rackposition.
- Wenden Sie das 3B-Prinzip™ an.
- Senken Sie sich in eine Viertelkniebeugeposition ab, bevor Sie sich nach oben abdrücken und den Arm gerade nach oben über Ihren Kopf anheben.
- Während Sie den Arm nach oben anheben, senken Sie Ihre Beine wieder nach hinten unter Ihre Arme, um die Kettlebell zu kontrollieren, während Sie sich gerade hinstellen. Halten Sie Ihren Arm 1-3 s lang gestreckt über Ihrem Kopf.
- Senken Sie die Kettlebell mit einer kontrollierten Bewegung wieder in die Rackposition ab, wobei Sie diese Bewegung durch ein leichtes Absenken in den Knien absorbieren.
- Wiederholen Sie die Übung mit der Kettlebell in der anderen Hand.

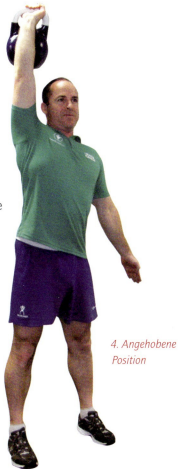

4. Angehobene Position

101. EINARMIGES STOSSEN MIT AUSFALLSCHRITT

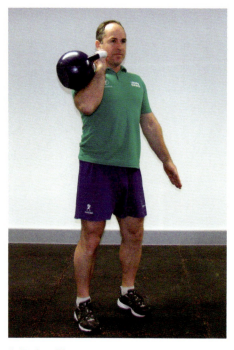
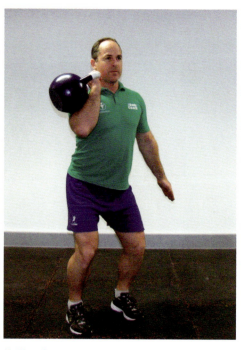

1. Rackposition *2. Absenken*

Beschreibung

- Stehen Sie mit schulterbreit auseinandergestellten Füßen, ein Arm ist seitlich vom Körper angehoben und der andere hält eine Kettlebell auf Schulterhöhe in der Rackposition.
- Wenden Sie das 3B-Prinzip™ an.
- Senken Sie sich in eine Viertelkniebeugeposition ab, bevor Sie sich nach oben abdrücken und den Arm gerade nach oben über Ihren Kopf anheben.
- Während Sie den Arm über Ihren Kopf nach oben hin strecken, machen Sie mit den Beinen einen Ausfallschritt (ein Bein nach vorne, das andere nach hinten) unter dem Arm, um die Kettlebell zu kontrollieren.
- Drücken Sie im Ausfallschritt den hinteren Fuß um die halbe Distanz nach vorne und führen Sie den vorderen Fuß um die halbe Distanz nach hinten, sodass beide Füße parallel nebeneinander stehen.
- Senken Sie die Kettlebell mit einer kontrollierten Bewegung wieder in die Rackposition ab, wobei Sie diese Bewegung durch eine leichte Absenkbewegung in den Knien absorbieren.
- Wiederholen Sie die Übung mit der Kettlebell in der anderen Hand.

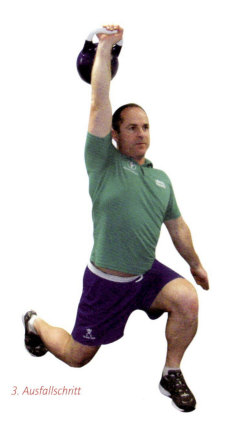

3. Ausfallschritt

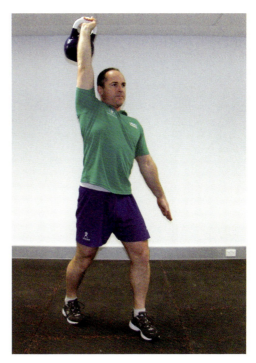

4. Halb aufgerichtet

Anmerkung: Einige Sportler ziehen es vor, zunächst den vorderen Fuß nach hinten zu führen und dann erst den hinteren Fuß nach vorne. Machen Sie es so, wie es für Sie am bequemsten ist.

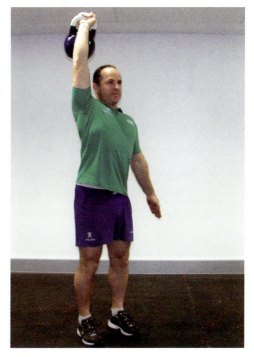

5. Füße nebeneinander und aufgerichtet

102. STOSSEN VON ZWEI KETTLEBELLS MIT AUSFALLSCHRITT

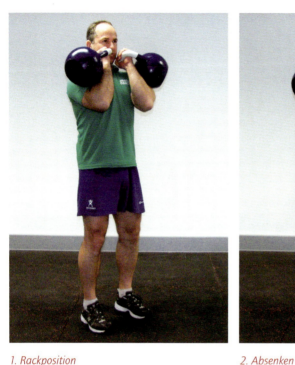

1. Rackposition   *2. Absenken*

Beschreibung

- Beginnen Sie mit zwei Kettlebells in der Rackposition.
- Senken Sie sich fließend in den Hüften und Knien ab und halten Sie dabei Ihren Rumpf gerade und vertikal, bevor Sie sich schnell vertikal nach oben abdrücken und in eine tiefe Kniebeugestellung springen. Strecken Sie Ihre Arme direkt über Ihrem Kopf.
- Achten Sie darauf, dass Sie die Kettlebells gerade nach oben führen und dass Sie Ihre Arme oben strecken, während Sie Ihren Rumpf gerade halten und eine gute Körperposition beibehalten.

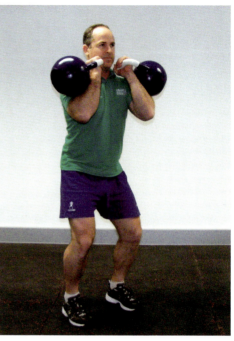

3. Ausfallschritt

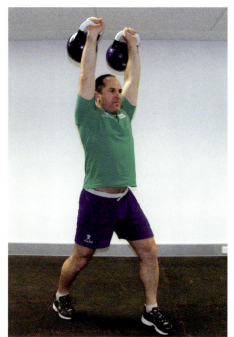 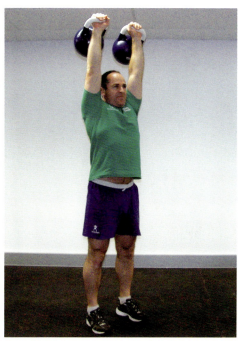

4. Halb aufgerichtet   *5. Füße nebeneinander und aufgerichtet*

- Wenn sich die Kettlebells stabil über Ihrem Kopf befinden und Sie eine gute Core-Kontrolle erreicht haben, führen Sie Ihre Füße zurück in die Parallelstellung.

Anmerkung: Sie können in den Anfangskräftigungsphasen auch eine mittlere Stoßposition mit geringerer Beugung verwenden.

103. EINARMIGES DRÜCKEN UND STOSSEN

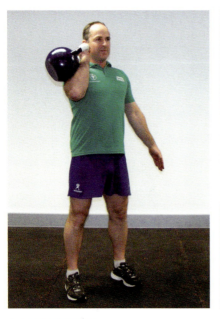

1. Ausgangsposition

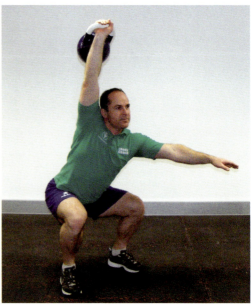

2. Kniebeuge und Stoßen

Beschreibung

- Beginnen Sie mit der Kettlebell in der Rackposition und seitlich nach unten gestrecktem gegenseitigen Arm.
- Senken Sie kurz Ihre Hüften und Knie ab, bevor Sie Ihren Arm schnell nach oben hin strecken und dort gestreckt halten. Senken Sie Ihren Körper in eine tiefe Kniebeuge ab, und richten Sie sich dann wieder auf.
- Achten Sie darauf, dass Ihr Arm direkt über Ihrem Kopf gestreckt bleibt, während Sie Ihren Körper absenken und dann wieder aufrichten, womit Sie die Übung beenden.

Anmerkung: Mit der dynamischen Anfangsbewegung können Sie in eine breitere Fußstellung springen, um eine effektivere Bewegung und Körperkontrolle zu ermöglichen.

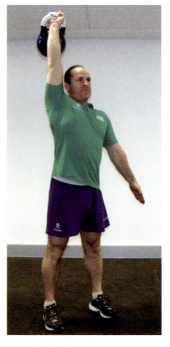

3. Endposition

UMSETZEN (CLEAN)

HANGPOSITION

Bei der *Hangposition* handelt es sich um eine progressive Ausgangsstellung für eine olympische Hebeübung. Es handelt sich dabei um eine Weiterentwicklung von Bewegungen, die ursprünglich vom Boden aus beginnen können, und von Zwischenübungen unter Einsatz einer Schwungbewegung. Diese Hangbewegung bedeutet, in einer geraden, stehenden Position zu beginnen, wobei man eine Kettlebell oder zwei Kettlebells in einer gestreckten Position vor den Oberschenkeln oder seitlich neben dem Körper hält. Darauf folgt eine Kreuzhebe-/Kniebeugebewegung (Beugung der Hüften, Knie und Fußgelenke), während man gleichzeitig die in der Hand gehaltene Kettlebell absenkt,

- bis sie sich etwas über dem Knie befindet,
- bis sie sich etwas unterhalb des Knies befindet,
- bis sie sich auf der Höhe des mittleren Schienbeins befindet (wie bei der Ausgangsstellung mit einer olympischen Hantel), gefolgt von der spezifischen Zug-, Umsetz- oder Reißbewegung einer olympischen Hebeübung.

Die unten dargestellte Hangbewegung kann als eine zusätzliche Version vieler in diesem Abschnitt vorgestellten Übungen verwendet werden. Die Position der Kettlebell selbst variiert in Abhängigkeit von der spezifischen Übung. Setzen Sie sie entsprechend ein.

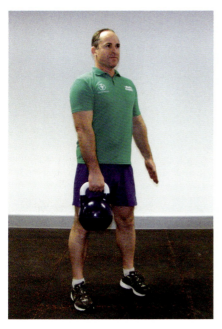

1. Ausgangsposition

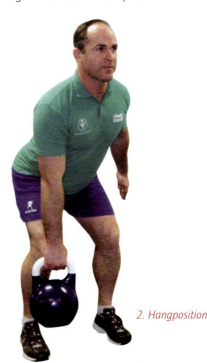

2. Hangposition

104. EINARMIGES, SCHNELLKRÄFTIGES UMSETZEN (POWER CLEAN)

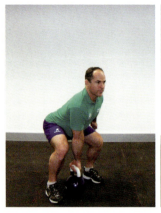
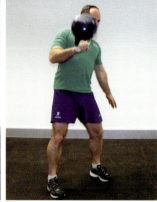
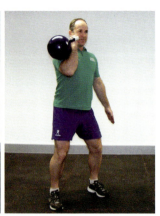

1. Ausgangsposition *2. Zug* *3. Abfangen in der Rackposition*

Beschreibung

- Beginnen Sie in einer Kniebeugeposition, die Kettlebell befindet sich zwischen Ihren Beinen, und Ihr Daumen zeigt nach hinten.
- Richten Sie Ihren Körper durch die Streckung Ihrer Beine auf, wobei Sie Ihre Hüften nach vorne stoßen und die Kettlebell dicht an Ihrem Körper halten.
- Behalten Sie denselben Rumpfwinkel während der Anfangszugphase bei und vermeiden Sie, dass Ihre Hüften sich vor Ihren Schultern oder schneller als diese anheben.
- Wenn die Kettlebell ungefähr Ihre maximale Höhe erreicht hat, beugen Sie schnell Ihren Ellbogen, um Ihren Körper in der Rackposition unter die Kettlebell zu bringen (der Ellbogen ist gebeugt in den Körper gedrückt und die Kettlebell dreht sich in Ihrer Hand), während Sie die Bewegung durch ein leichtes Absenken mit Ihren Beinen absorbieren, richten Sie sich dann sofort wieder auf.

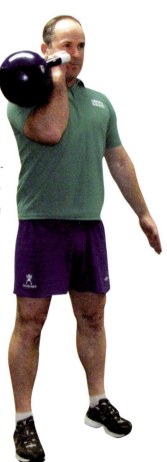

4. Aufrichten

- Achten Sie darauf, dass Ihre Wirbelsäule neutral bleibt und sich nicht wölbt, während Sie die Kettlebell nach oben ziehen.
- Wiederholen Sie die Bewegung mit dem anderen Arm.

Varianten

Handgriffausgangsposition
- Daumen zur Seite, Handknöchel nach vorne.
- Daumen nach hinten, Handknöchel nach innen zur Mittellinie hin.

Ausgangsposition: Beginn vom Boden aus; Beginn aus dem Hang; Beginn aus dem Schwung.

Rackposition: Frontale Rackposition; seitliche Rackposition.

Andere: Kniebeugtiefe; links- und rechtsarmige Varianten oder beide zusammen.

105. UMSETZEN QUER ZUM KÖRPER

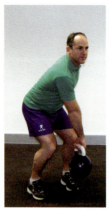
1. Ausgangsposition

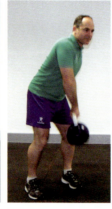
2. Zug

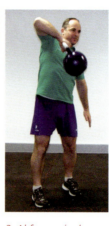
3. Abfangen in der Rackposition

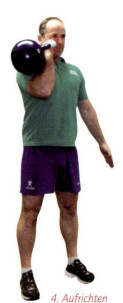
4. Aufrichten

Beschreibung

- Beginnen Sie in der halben Kniebeugeposition mit der Kettlebell quer zum Körper vor dem entgegengesetzten Knie mit nach hinten zeigendem Daumen.
- Richten Sie Ihren Körper durch die Streckung Ihrer Beine auf und stoßen Sie Ihre Hüften nach vorne. Halten Sie die Kettlebell dicht an Ihrem Körper.
- Behalten Sie denselben Rumpfwinkel während der Anfangszugphase bei und vermeiden Sie, dass Ihre Hüften sich vor Ihren Schultern oder schneller als diese anheben.
- Wenn die Kettlebell ungefähr ihre maximale Höhe erreicht hat, beugen Sie schnell Ihren Ellbogen, um Ihren Körper in der Rackposition unter die Kettlebell zu bringen (der Ellbogen ist gebeugt in den Körper gedrückt und die Kettlebell dreht sich in Ihrer Hand), während Sie die Bewegung durch ein leichtes Absenken mit Ihren Beinen absorbieren, richten Sie sich dann sofort wieder auf.
- Achten Sie darauf, dass Ihre Wirbelsäule neutral bleibt und sich nicht wölbt, während Sie die Kettlebell nach oben ziehen.
- Wiederholen Sie die Bewegung mit dem anderen Arm.

Varianten: Handgriffausgangsposition

- Daumen zur Seite, Handknöchel nach vorne.
- Daumen nach hinten, Handknöchel nach innen zur Mittellinie hin.

Ausgangsposition: Beginn vom Boden aus; Beginn aus dem Hang; Beginn aus dem Schwung.
Rackposition: Frontale Rackposition; seitliche Rackposition.
Andere: Kniebeugtiefe; links- und rechtsarmige Varianten oder beide zusammen.

106. REISSEN QUER ZUM KÖRPER

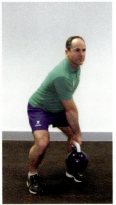 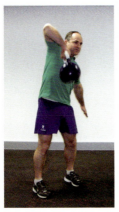 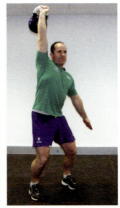 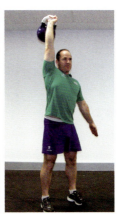

1. Ausgangsposition *2. Zug* *3. Reißen & Abfangen* *4. Aufrichten*

Beschreibung
- Beginnen Sie in der halben Kniebeugeposition mit der Kettlebell quer zum Körper vor dem entgegengesetzten Knie mit nach hinten zeigendem Daumen.
- Richten Sie Ihren Körper durch die Streckung Ihrer Beine auf und stoßen Sie Ihre Hüften nach vorne. Halten Sie die Kettlebell dicht an Ihrem Körper.
- Behalten Sie denselben Rumpfwinkel während der Anfangszugphase bei und vermeiden Sie, dass Ihre Hüften sich vor Ihren Schultern oder schneller als diese anheben.
- Wenn die Kettlebell ungefähr ihre maximale Höhe erreicht hat, strecken Sie schnell Ihren Ellbogen und Ihre Hand über Ihren Kopf, während Sie Ihren Körper unter die Kettlebell bringen. Absorbieren Sie die Bewegung mit Ihren Beinen durch ein leichtes Absenken, richten Sie sich dann sofort wieder auf, wobei die Kettlebell sich bei gestrecktem Arm über Ihrem Kopf befindet.
- Achten Sie darauf, dass Ihre Wirbelsäule neutral bleibt und sich nicht wölbt, während Sie die Kettlebell nach oben ziehen.
- Wiederholen Sie die Bewegung mit dem anderen Arm.

Varianten: Handgriffausgangsposition
- Daumen zur Seite, Handknöchel nach vorne.
- Daumen nach hinten, Handknöchel nach innen zur Mittellinie hin.

Ausgangsposition: Beginn vom Boden aus; Beginn aus dem Hang; Beginn aus dem Schwung.
Rackposition: Frontale Rackposition; seitliche Rackposition.
Andere: Kniebeugtiefe; links- und rechtsarmige Varianten oder beide zusammen.

107. UMSETZEN AUS DEM SCHWUNG MIT EINER KETTLEBELL

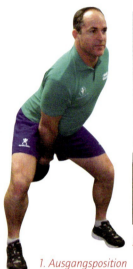
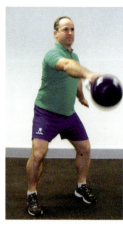
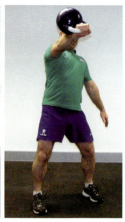
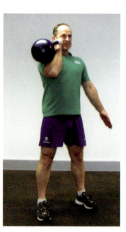

1. Ausgangsposition
2. Schwung
3. Übergang
4. Abfangen und Rackposition

Beschreibung
- Beginnen Sie in einer Schwungposition mit der Kettlebell zwischen Ihren Beinen und dem freien Arm gestreckt an Ihrer Seite.
- Richten Sie Ihren Körper durch die Streckung Ihrer Beine auf und stoßen Sie Ihre Hüften nach vorne, während Sie die Kettlebell nach oben schwingen.
- Wenn der Arm sich nach oben bewegt, drehen Sie die Kettlebell in Ihrer Hand und beugen Sie rasch Ihren Ellbogen, um Ihren Körper unter die Kettlebell zu bringen (der Ellbogen ist gebeugt in den Körper gedrückt und die Kettlebell wird auf Schulterhöhe in der Rackposition gehalten). Absorbieren Sie die Bewegung mit Ihren Beinen durch ein leichtes Absenken, richten Sie sich dann sofort wieder auf.
- Achten Sie darauf, dass Ihre Wirbelsäule neutral bleibt und sich nicht wölbt, während Sie die Kettlebell nach oben ziehen.
- Wiederholen Sie die Bewegung mit dem anderen Arm.

Varianten: Handgriffausgangsposition
- Daumen zur Seite, Handknöchel nach vorne.
- Daumen nach hinten, Handknöchel nach innen zur Mittellinie hin.

Ausgangsposition: Beginn vom Boden aus; Beginn aus dem Hang; Beginn aus dem Schwung.
Rackposition: Frontale Rackposition; seitliche Rackposition.
Andere: Kniebeugtiefe; links- und rechtsarmige Varianten oder beide zusammen.

108. UMSETZEN AUS DEM SCHWUNG UND KNIEBEUGE MIT EINER KETTLEBELL

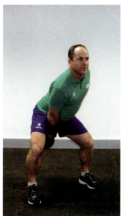
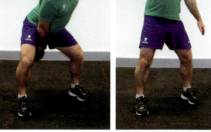
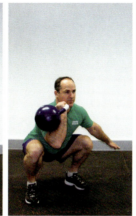
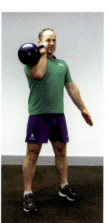

1. Ausgangsposition   *2. Schwung und Übergang*   *3. Abfangen, Rackposition und Kniebeuge*   *4. Aufrichten*

Beschreibung

- Beginnen Sie in einer Schwungposition mit der Kettlebell zwischen Ihren Beinen und dem freien Arm gestreckt an Ihrer Seite.
- Richten Sie Ihren Körper durch die Streckung Ihrer Beine auf und stoßen Sie Ihre Hüften nach vorne, während Sie die Kettlebell nach oben schwingen.
- Wenn der Arm sich nach oben bewegt, drehen Sie die Kettlebell in Ihrer Hand, und beugen rasch Ihren Ellbogen, um Ihren Körper unter die Kettlebell zu bringen (der Ellbogen ist gebeugt in den Körper gedrückt und die Kettlebell wird auf Schulterhöhe in der Rackposition gehalten). Absorbieren Sie die Bewegung mit Ihren Beinen und senken Sie sich in die Kniebeugeposition ab. Richten Sie sich dann sofort wieder auf.
- Achten Sie darauf, dass Ihre Wirbelsäule neutral bleibt und sich nicht wölbt, während Sie die Kettlebell nach oben ziehen.
- Wiederholen Sie die Bewegung mit dem anderen Arm.

Varianten: Handgriffausgangsposition
- Daumen zur Seite, Handknöchel nach vorne.
- Daumen nach hinten, Handknöchel nach innen zur Mittellinie hin.

Ausgangsposition: Beginn vom Boden aus; Beginn aus dem Hang; Beginn aus dem Schwung.
Rackposition: Frontale Rackposition; seitliche Rackposition.
Andere: Kniebeugtiefe; links- und rechtsarmige Varianten oder beide zusammen.

109. UMSETZEN AUS DEM SCHWUNG UND STOSSEN MIT EINER KETTLEBELL

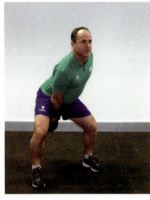
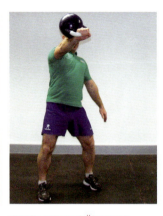
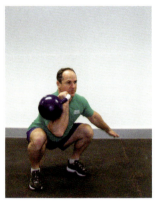

1. Ausgangsposition   *2. Schwung und Übergang*   *3. Abfangen, Rackposition und Kniebeuge*

Beschreibung

- Beginnen Sie in einer Schwungposition mit der Kettlebell zwischen Ihren Beinen und dem freien Arm gestreckt an Ihrer Seite.
- Richten Sie Ihren Körper durch die Streckung Ihrer Beine auf und stoßen Sie Ihre Hüften nach vorne, während Sie die Kettlebell nach oben schwingen.
- Wenn der Arm sich nach oben bewegt, drehen Sie die Kettlebell in Ihrer Hand und beugen Sie rasch Ihren Ellbogen, um Ihren Körper unter die Kettlebell zu bringen (der Ellbogen ist gebeugt in den Körper gedrückt und die Kettlebell wird auf Schulterhöhe in der Rackposition gehalten). Absorbieren Sie die Bewegung mit Ihren Beinen, und senken Sie sich in die Kniebeugeposition ab. Richten Sie sich dann sofort wieder auf.
- Achten Sie darauf, dass Ihre Wirbelsäule neutral bleibt und sich nicht wölbt, während Sie die Kettlebell nach oben ziehen.

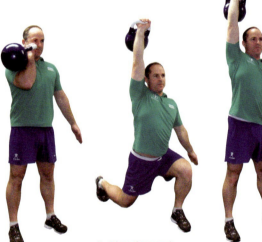

4. Aufrichten   *5. Absenken und Ausfallschritt*   *6. Endposition*

- Senken Sie sich in die Viertelkniebeugeposition ab, bevor Sie sich wieder nach oben hin abdrücken und Ihren Arm gerade nach oben über Ihrem Kopf strecken.
- Während der Arm sich nach oben bewegt, gehen Sie mit Ihren Beinen in eine Ausfallschrittstellung (ein Bein vorne, das andere hinten) unter Ihre Arme, um die Kettlebell zu kontrollieren.
- Drücken Sie sich in der Ausfallschrittstellung von Ihrem hinteren Fuß über die halbe Distanz nach vorne ab und führen Sie Ihren vorderen Fuß über die halbe Distanz nach hinten, sodass beide Füße parallel nebeneinander stehen.
- Wiederholen Sie die Übung mit der Kettlebell in der anderen Hand.

Varianten
- Beginn vom Boden aus; Beginn aus dem Hang; Beginn aus dem Schwung; Balance-Arm; frontale Rackposition; seitliche Rackposition; Kniebeugetiefe; linker und rechter Arm.

110. UMSETZEN AUS DEM SCHWUNG IN DIE PRESSE MIT EINER KETTLEBELL

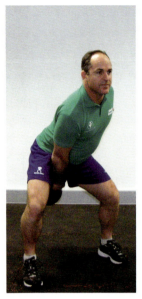
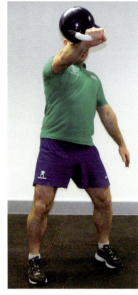
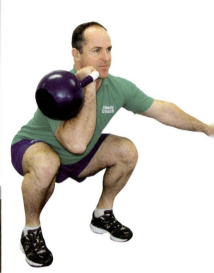

1. Ausgangsposition   *2. Schwung und Übergang*   *3. Abfangen, Rackposition und Kniebeuge*

Beschreibung

- Beginnen Sie in einer Schwungposition mit der Kettlebell zwischen Ihren Beinen und dem freien Arm gestreckt an Ihrer Seite.
- Richten Sie Ihren Körper durch die Streckung Ihrer Beine auf und stoßen Sie Ihre Hüften nach vorne, während Sie die Kettlebell nach oben schwingen.
- Wenn der Arm sich nach oben bewegt, drehen Sie die Kettlebell in Ihrer Hand, und beugen rasch Ihren Ellbogen, um Ihren Körper unter die Kettlebell zu bringen (der Ellbogen ist gebeugt in den Körper gedrückt und die Kettlebell wird auf Schulterhöhe in der Rackposition gehalten). Absorbieren Sie die Bewegung mit Ihren Beinen und senken Sie sich in die Kniebeugeposition ab. Richten Sie sich dann sofort wieder auf.
- Senken Sie sich in die Viertelkniebeugeposition ab, bevor Sie sich wieder nach oben hin abdrücken und Ihren Arm gerade nach oben über Ihrem Kopf strecken.
- Während der Arm sich nach oben bewegt, senken Sie Ihre Beine wieder unter Ihre Arme ab, um die Kettlebell zu kontrollieren, während Sie sich gerade aufrichten. Halten Sie Ihren Arm 1-3 s gestreckt über Ihrem Kopf.
- Senken Sie die Kettlebell mit einer kontrollierten Bewegung wieder in die Rackposition ab, und absorbieren Sie diese Bewegung durch ein leichtes Absenken Ihrer Knie.
- Wiederholen Sie die Übung mit einer Kettlebell in der anderen Hand.

KAPITEL 6 | STUFE 4: SCHNELLKRAFTENTWICKLUNG

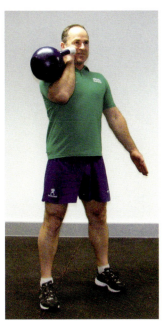

4. Aufrichten

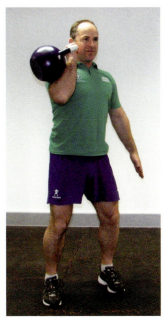

5. Absenken

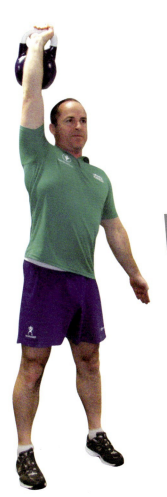

6. Endposition

Varianten

- Beginn vom Boden aus; Beginn aus dem Hang; Beginn aus dem Schwung; Balance-Arm; frontale Rackposition; seitliche Rackposition; Kniebeugetiefe; linker und rechter Arm.

111. UMSETZEN DER KETTLEBELL MIT WECHSELNDEN ARMEN

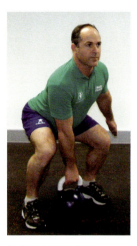
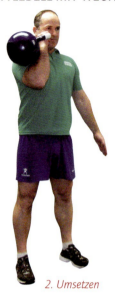
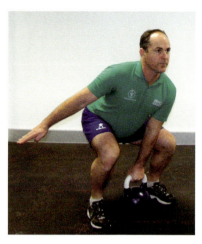

1. Ausgangsposition
2. Umsetzen
3. Anderer Arm

Beschreibung

- Beginnen Sie in einer Schwungposition mit der Kettlebell zwischen Ihren Beinen und dem freien Arm gestreckt an Ihrer Seite.
- Richten Sie Ihren Körper durch die Streckung Ihrer Beine auf und stoßen Sie Ihre Hüften nach vorne, während Sie die Kettlebell dicht am Körper halten.
- Behalten Sie denselben Rumpfwinkel während der Anfangszugphase bei und vermeiden Sie, dass Ihre Hüften sich vor Ihren Schultern oder schneller als diese anheben.
- Wenn die Kettlebell nahezu ihre maximale Höhe erreicht hat, beugen Sie rasch Ihren Ellbogen, um Ihren Körper in der Rackposition unter die Kettlebell zu bringen (der Ellbogen ist gebeugt in den Körper gedrückt und die Kettlebell dreht sich in Ihrer Hand). Absorbieren Sie die Bewegung mit Ihren Beinen und senken Sie sich in die Kniebeugeposition ab. Richten Sie sich dann sofort wieder auf.
- Senken Sie die Kettlebell mit einer kontrollierten Bewegung wieder zum Boden hin ab, indem Sie Ihre Knie beugen, und wiederholen Sie die Übung mit dem anderen Arm.
- Wechseln Sie die Bewegung zwischen Ihren Armen ab.

Varianten: Handgriffausgangsposition
- Daumen zur Seite – Handknöchel nach vorne.
- Daumen nach hinten – Handknöchel nach innen zur Mittellinie hin.

Ausgangsposition: Beginn vom Boden aus; Beginn aus dem Hang; Beginn aus dem Schwung.
Rackposition: Frontale Rackposition; seitliche Rackposition.
Andere: Kniebeugtiefe; links- und rechtsarmige Varianten oder beide zusammen.

112. SCHNELLKRÄFTIGES UMSETZEN (POWER CLEAN) MIT ZWEI KETTLEBELLS

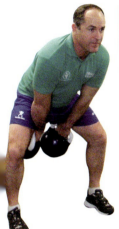

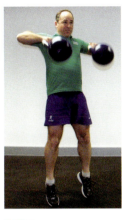

2. Zug

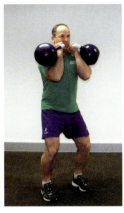

3. Abfangen

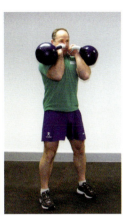

4. Aufrichten

1. Ausgangsposition

Beschreibung
- Beginnen Sie in der Schwungposition mit den Kettlebells zwischen Ihren Beinen.
- Richten Sie Ihren Körper durch die Streckung Ihrer Beine auf und stoßen Sie Ihre Hüften nach vorne, während Sie die Kettlebells nach oben schwingen.
- Wenn die Arme sich nach oben bewegen, drehen Sie die Kettlebells in Ihren Händen, wobei Sie rasch Ihren Ellbogen beugen, um Ihren Körper unter die Kettlebells zu bringen (der Ellbogen ist gebeugt in den Körper gedrückt und die Kettlebells werden auf Schulterhöhe in der Rackposition gehalten). Absorbieren Sie die Bewegung mit Ihren Beinen und senken Sie sich in eine halbe Kniebeugeposition ab. Richten Sie sich dann sofort wieder auf.
- Achten Sie darauf, dass Ihre Wirbelsäule neutral bleibt und sich nicht wölbt, während Sie die Kettlebells schwingen.

Varianten
- Beginn vom Boden aus.
- Beginn aus dem Hang.
- Beginn aus dem Schwung.
- Tiefere Kniebeuge-Abfang-Bewegung.

113. KNIEBEUGE-UMSETZEN MIT ZWEI KETTLEBELLS

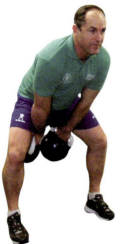
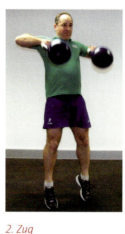
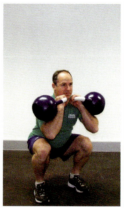
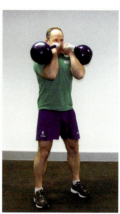

1. Ausgangsposition
2. Zug
3. Abfangen, Rackposition und Kniebeuge
4. Aufrichten

Beschreibung
- Beginnen Sie in einer halben Kniebeugestellung mit zwei Kettlebells zwischen Ihren Beinen.
- Richten Sie Ihren Körper durch die Streckung Ihrer Beine auf und stoßen Sie Ihre Hüften nach vorne, während Sie die Kettlebells dicht am Körper halten.
- Behalten Sie denselben Rumpfwinkel während der Anfangszugphase bei. Vermeiden Sie, dass Ihre Hüften sich vor Ihren Schultern oder schneller als diese anheben.
- Wenn die Kettlebells nahezu ihre maximale Höhe erreicht haben, beugen Sie rasch Ihre Ellbogen, um Ihren Körper in der Rackposition unter die Kettlebells zu bringen (der Ellbogen ist gebeugt in den Körper gedrückt und die Kettlebells drehen sich in Ihrer Hand). Absorbieren Sie die Bewegung mit Ihren Beinen, indem Sie sich in eine tiefe Kniebeugeposition absenken. Richten Sie sich dann sofort wieder auf.
- Achten Sie darauf, dass Ihre Wirbelsäule neutral bleibt und sich nicht wölbt, während Sie die Kettlebells nach oben ziehen.

Varianten
- Beginn vom Boden aus.
- Beginn aus dem Hang.
- Beginn aus dem Schwung (wie gezeigt).

114. UMSETZEN UND STOSSEN MIT ZWEI KETTLEBELLS

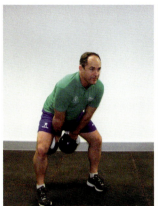

1. Ausgangsposition

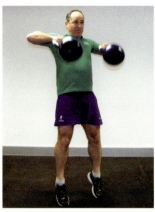

2. Schwung und Übergang

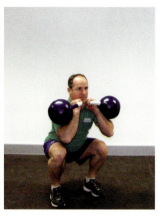

3. Abfangen, Rackposition und Kniebeuge

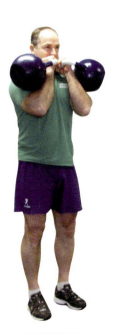

4. Aufrichten

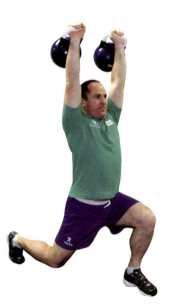

5. Absenken und Ausfallschritt

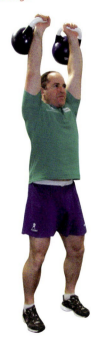

6. Endposition

Beschreibung

- Beginnen Sie in einer halben Kniebeugestellung mit zwei Kettlebells zwischen Ihren Beinen.
- Richten Sie Ihren Körper durch die Streckung Ihrer Beine auf und stoßen Sie Ihre Hüften nach vorne, während Sie die Kettlebells dicht am Körper halten.

- Behalten Sie denselben Rumpfwinkel während der anfänglichen Zugphase bei. Vermeiden Sie, dass Ihre Hüften sich vor Ihren Schultern oder schneller als diese anheben.
- Wenn die Kettlebells nahezu ihre maximale Höhe erreicht haben, beugen Sie rasch Ihre Ellbogen, um Ihren Körper in der Rackposition unter die Kettlebells zu bringen (der Ellbogen ist gebeugt in den Körper gedrückt und die Kettlebells drehen sich in Ihrer Hand). Absorbieren Sie die Bewegung mit Ihren Beinen, indem Sie sich in eine tiefe Kniebeugeposition absenken. Richten Sie sich dann sofort wieder auf.
- Achten Sie darauf, dass Ihre Wirbelsäule neutral bleibt und sich nicht wölbt, während Sie die Kettlebells nach oben ziehen.
- Senken Sie sich in eine Viertelkniebeugeposition ab, bevor Sie sich wieder aufrichten und die Arme gestreckt nach oben über Ihren Kopf anheben.
- Machen Sie, während die Arme sich nach oben anheben, mit den Beinen einen Ausfallschritt (ein Bein vorne, das andere hinten) unter Ihren Armen, um die Kettlebells zu kontrollieren.
- Drücken Sie sich in der Ausfallschrittstellung von Ihrem hinteren Fuß über die halbe Distanz nach vorne ab, und führen Sie Ihren vorderen Fuß über die halbe Distanz nach hinten, sodass beide Füße parallel nebeneinander stehen.

REISSEN (SNATCH)

115. MUSKELSNATCH MIT EINER KETTLEBELL

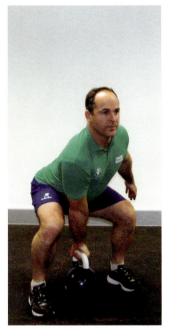
1. Ausgangsposition

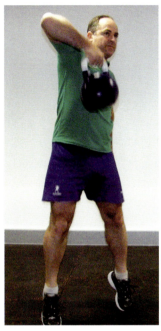
2. Zug

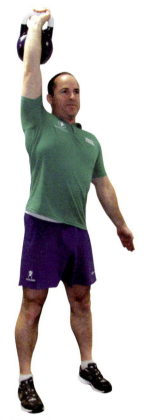
3. Abfangen

Beschreibung
- Beginnen Sie in der Kniebeugeposition, mit einer Hand fassen Sie die Kettlebell zwischen Ihren Beinen, während der andere Arm sich gestreckt an Ihrer Seite befindet.
- Wenden Sie das 3B-Prinzip™ an.
- Schwingen Sie die Kettlebell nach hinten zwischen Ihren Beinen durch, stoßen Sie dann Ihre Hüften nach vorne und schwingen Sie die Kettlebell nach außen und oben.
- Nachdem die Stoßbewegung Ihre Hüften zur vollen Streckung geführt hat und Ihr Arm sich nach oben bewegt, schwingen Sie die Kettlebell auf die Rückseite Ihres Handgelenks in eine Griffposition über Ihrem Kopf, sodass die Kettlebell auf Ihrem Unterarm ruht, stoßen Sie dabei Ihren Arm nach oben, bis die Kettlebell Ihre Endposition über Ihrem Kopf erreicht hat.
- Wiederholen Sie die Übung mit dem anderen Arm.

Varianten
- Beginn vom Boden aus.
- Beginn aus dem Hang.
- Beginn aus dem Schwung.
- Linker und rechter Arm.
- Varianten mit zwei Kettlebells.

116. REISSEN MIT EINER KETTLEBELL

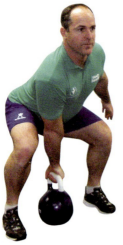 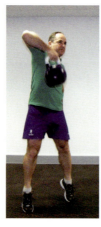 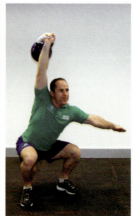 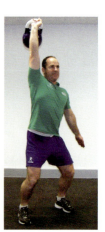

1. Ausgangsposition   2. Zug   3. Abfangen und Kniebeuge   4. Aufrichten

Beschreibung
- Beginnen Sie in der Kniebeugeposition, mit einer Hand fassen Sie die Kettlebell zwischen Ihren Beinen, während der andere Arm sich gestreckt an Ihrer Seite befindet.
- Wenden Sie das 3B-Prinzip™ an.
- Schwingen Sie die Kettlebell nach hinten zwischen Ihren Beinen durch, stoßen Sie dann Ihre Hüften nach vorne und schwingen Sie die Kettlebell nach außen.
- Nachdem die Stoßbewegung Ihre Hüften zur vollen Streckung geführt hat und Ihr Arm sich nach oben bewegt, schwingen Sie die Kettlebell auf die Rückseite Ihres Handgelenks in eine Griffposition über Ihrem Kopf, sodass die Kettlebell auf Ihrem Unterarm ruht, stoßen Sie dabei Ihren Arm nach oben, bis die Kettlebell Ihre Endposition über Ihrem Kopf erreicht hat.
- Richten Sie sich mit Ihrem gestreckten Arm, der die Kettlebell über Ihrem Kopf hält, auf.
- Wiederholen Sie die Übung mit dem anderen Arm.

Varianten
- Beginn vom Boden aus.
- Beginn aus dem Hang.
- Beginn aus dem Schwung.
- Linker und rechter Arm.
- Versionen mit zwei Kettlebells.

117. SCHNELLKRÄFTIGES REISSEN (POWER SNATCH) MIT ZWEI KETTLEBELLS

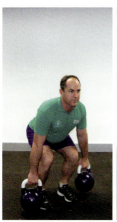 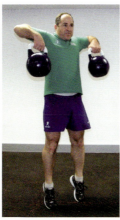 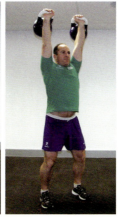 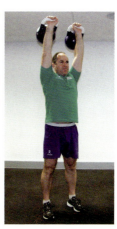

1. Ausgangsposition   2. Zug   3. Abfangen   4. Aufrichten

Beschreibung
- Beginnen Sie in der Kniebeugeposition, wobei die Kettlebells sich in Höhe Ihrer Schienbeine an den Seiten Ihrer Beine befinden.
- Wenden Sie das 3B-Prinzip™ an.
- Richten Sie sich durch die Streckung Ihrer Beine auf, stoßen Sie Ihre Hüften nach vorne, lassen Sie die Kettlebells ausschwingen und heben Sie Ihre Arme an, wobei Ihre Ellbogen die Bewegung anführen.
- Nachdem die Stoßbewegung Ihre Hüften zur vollen Streckung geführt hat und Ihre Arme sich nach oben bewegen, schwingen Sie die Kettlebells auf die Rückseite Ihrer Handgelenke in eine Griffposition über Ihrem Kopf, sodass die Kettlebells auf Ihren Unterarmen ruhen, stoßen Sie dabei Ihre Arme nach oben, bis die Kettlebells Ihre Endposition über Ihrem Kopf erreicht haben.
- Senken Sie Ihre Beine ab, wenn Sie die Kettlebells über Ihrem Kopf auf Ihren Unterarmen abfangen und bevor Sie sich aufrichten.

Varianten
- Beginn vom Boden aus.
- Beginn aus dem Hang.
- Beginn aus dem Schwung.
- Halbe Kniebeuge mit Abfangen (nur für fortgeschrittene Sportler).

118. SCHNELLKRÄFTIGES REISSEN (POWER SNATCH) MIT BEIDEN ARMEN ABWECHSELND

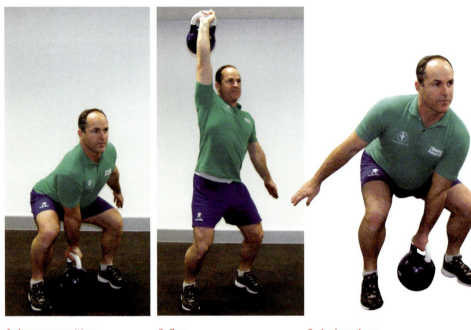

1. Ausgangsposition   *2. Zug*   *3. Anderer Arm*

Beschreibung

- Beginnen Sie in der Kniebeugeposition, mit einer Hand fassen Sie die Kettlebell zwischen Ihren Beinen, während der andere Arm sich gestreckt an Ihrer Seite befindet.
- Wenden Sie das 3B-Prinzip™ an.
- Richten Sie sich durch die Streckung Ihrer Beine auf, stoßen Sie Ihre Hüften nach vorne, halten Sie die Kettlebell dabei dicht an Ihrem Körper.
- Behalten Sie denselben Rumpfwinkel während der Anfangszugphase bei. Vermeiden Sie, dass Ihre Hüften sich vor Ihren Schultern oder schneller als diese anheben.
- Nachdem die Stoßbewegung Ihre Hüften zur vollen Streckung geführt hat und Ihr Arm sich nach oben bewegt, schwingen Sie die Kettlebell auf die Rückseite Ihres Handgelenks in eine Griffposition über Ihrem Kopf, sodass die Kettlebell auf Ihrem Unterarm ruht, stoßen Sie dabei Ihren Arm nach oben, bis die Kettlebell Ihre Endposition über Ihrem Kopf erreicht hat.

- Senken Sie die Kettlebell mit einer kontrollierten Bewegung wieder auf den Boden ab, indem Sie Ihre Knie beugen, und wiederholen Sie die Übung mit dem anderen Arm.
- Führen Sie die Bewegung abwechselnd mit beiden Armen aus.

Varianten:
- Beginn vom Boden aus.
- Beginn aus dem Hang.
- Beginn aus dem Schwung.
- Absenken und Abfangen.

KAPITEL 7

KAPITEL 1:	KETTLEBELLTRAINING
KAPITEL 2:	BODYBELL®-TRAINING SYSTEM™:
	SIEBEN WICHTIGE KETTLEBELL-BEWEGUNGSMUSTER
KAPITEL 3:	STUFE 1: ALLGEMEINE KRAFTÜBUNGEN
	MIT KETTLEBELLS
KAPITEL 4:	STUFE 2: SCHWUNGMUSTER
KAPITEL 5:	STUFE 3: KOMPLEXE KETTLEBELLÜBUNGEN
KAPITEL 6:	STUFE 4: SCHNELLKRAFTENTWICKLUNG
KAPITEL 7:	**RICHTLINIEN FÜR DAS KONDITIONSTRAINING**
	MIT KETTLEBELLS
KAPITEL 8:	BONUS-KAPITEL: 25 DYNAMISCHE TRAININGSDRILLS
	MIT DEM MEDIZINBALL

RICHTLINIEN FÜR DAS KONDITIONSTRAINING MIT KETTLEBELLS

Vor Beginn eines Kettlebell- oder Gewichttrainingsprogramms sollten Sie sich mit einigen Regeln vertraut machen, die Sie berücksichtigen sollten:

- Besorgen Sie sich stets eine Erlaubnis für das Training von Ihrem Arzt oder Physiotherapeuten, vor allem, wenn Sie schwanger sind oder eine Verletzung hatten.
- Suchen Sie einen Physiotherapeuten auf, der Ihre Haltung und Ihre Gelenkmechanik kontrolliert und der Ihnen für Sie geeignete Übungen vorschlägt.
- Lassen Sie sich jede Übung von einem Kraft- und Konditionstrainer zeigen und korrigieren Sie eventuelle Fehler.
- Beschäftigen Sie sich mit Ihren Muskeln, um ihre Funktion zu verstehen.
- Es ist während dieser Phase wichtig, dass Sie eine geeignete Aufwärm-, Abwärm- und Stretchingroutine anwenden, um sicherzustellen, dass Sie einen effektiven Bewegungsumfang beibehalten und verbessern.
- Stretching ist vor, während und nach dem Training zu empfehlen, es sei denn, ein Gelenk oder mehrere Gelenke sind überbeweglich und erfordern ein Stabilitätstraining. Die Dehnungen sollten vor und während des Trainings kurz sein (6 s), nach dem Training sollte der Schwerpunkt auf Dehnungen liegen, die länger gehalten werden (15-30 s).
- Wenn Sie während des Trainings Stress, Schwindel, Taubheit, Schmerzen oder etwas Ähnliches empfinden, müssen Sie das Training abbrechen und medizinischen Rat einholen.
- Jeder Übung sollte ein auf die jeweils folgende spezifische Übung abgestimmter Aufwärmsatz mit einem elastischen Band mit geringem Widerstand (unter 50 %) vorausgehen.

- Wenden Sie bei jeder Übung das 3B-Prinzip™ an.
- Behalten Sie stets eine gute Körperhaltung und -ausrichtung bei und konzentrieren Sie sich auf die gerade absolvierte Übung.
- Legen Sie den Schwerpunkt auf die Übungsqualität, nicht auf die Übungsquantität.
- Behalten Sie während jeder Übung eine tiefe Atmung bei. Atmen Sie während der Entlastung ein und während der Belastung aus, oder behalten Sie einfach die ganze Zeit über ein konstantes, tiefes Atemmuster bei.
- Opfern Sie Ihre Hebetechnik nie einem höheren Kettlebellgewicht.
- Ruhen Sie sich zwischen den einzelnen Sätzen 60-180 s aus.
- Trainieren Sie stets unter der Anleitung eines geprüften Kraft- und Konditionstrainers, Trainers für das olympische Gewichtheben oder Personal Trainers.
- Stellen Sie sicher, dass ein Beobachter oder Trainer anwesend ist, der, wenn erforderlich, bei jeder Übung Hilfestellung leistet.
- Trinken Sie mindestens zwei Gläser Wasser während und nach dem Training.
- Legen Sie eine Erholungspause von mindestens 24-72 Stunden ein, bevor Sie das Kraft- und Schnellkrafttraining für dieselbe Muskelgruppe wiederholen.
- Wärmen Sie sich nach dem Training durch eine leichte kardiovaskuläre Aktivität und leichte Stretchingübungen ab.

KAPITEL 7 | RICHTLINIEN FÜR DAS KONDITIONSTRAINING MIT KETTLEBELLS

ÜBUNGSROUTINE MIT EINER KETTLEBELL – BEISPIEL

Vor allen unten gezeigten Übungen sollten Sie sich entsprechend aufwärmen.

ÜBUNG	SEITE	WIEDERHO-LUNGEN	SÄTZE	ERHOLUNGS-PAUSE
1. Sumo-Kniebeuge	26	10	2-3	60 s
2. Lineman-Rudern	48	12 mit jedem Arm	2 mit jedem Arm	60 s
3. Fingerspitzenpresse	63	12 mit jeder Hand	2 mit jedem Arm	60 s

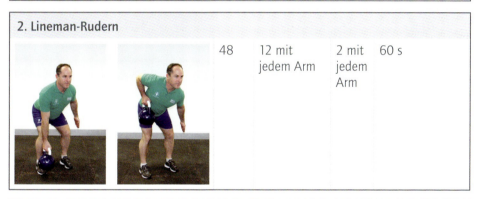

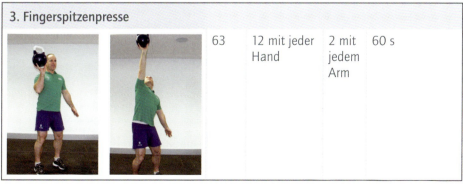

192 KETTLEBELL-WORKOUTS

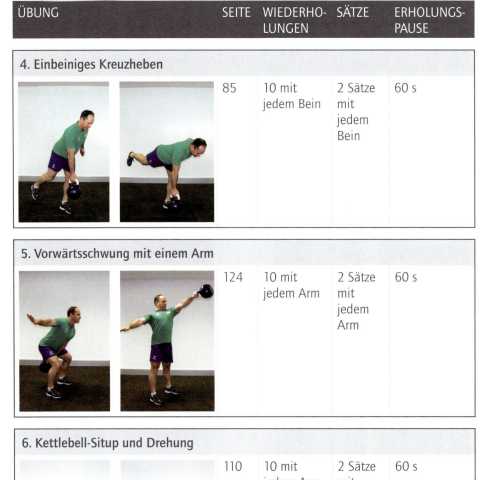

ÜBUNG	SEITE	WIEDERHOLUNGEN	SÄTZE	ERHOLUNGSPAUSE
4. Einbeiniges Kreuzheben				
	85	10 mit jedem Bein	2 Sätze mit jedem Bein	60 s
5. Vorwärtsschwung mit einem Arm				
	124	10 mit jedem Arm	2 Sätze mit jedem Arm	60 s
6. Kettlebell-Situp und Drehung				
	110	10 mit jedem Arm	2 Sätze mit jedem Arm	60 s

Wärmen Sie sich nach Beendigung der Trainingseinheit ab und dehnen Sie sich.

ROUTINE MIT ZWEI KETTLEBELLS – BEISPIEL

Vor allen unten gezeigten Übungen sollten Sie sich entsprechend aufwärmen.

ÜBUNG	SEITE	WIEDERHO-LUNGEN	SÄTZE	ERHOLUNGS-PAUSE
1. Rudern in aufgerichteter Haltung – zwei Kettlebells				
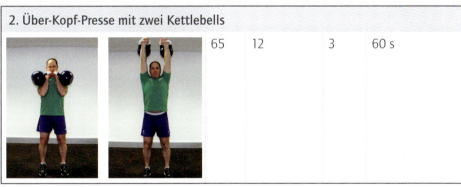	54	12	3	60 s
2. Über-Kopf-Presse mit zwei Kettlebells				
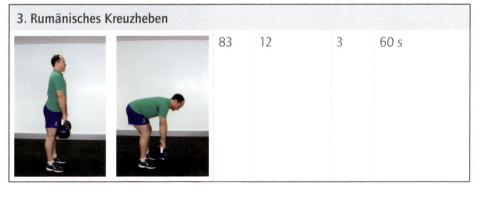	65	12	3	60 s
3. Rumänisches Kreuzheben				
	83	12	3	60 s

ÜBUNG	SEITE	WIEDERHO-LUNGEN	SÄTZE	ERHOLUNGS-PAUSE
4. Ausfallschritt mit wechselndem Bein				
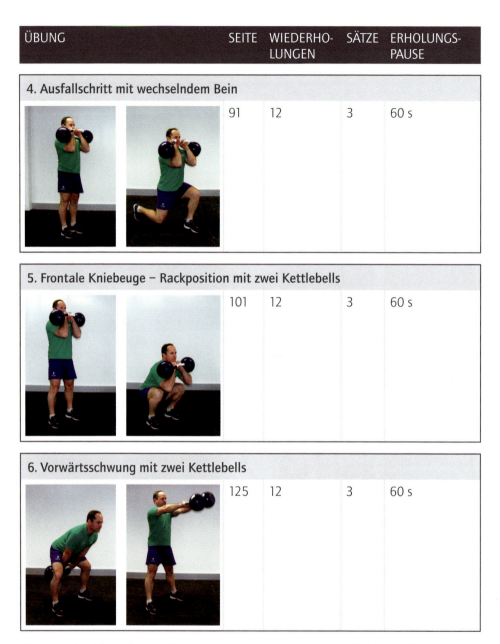	91	12	3	60 s
5. Frontale Kniebeuge – Rackposition mit zwei Kettlebells				
	101	12	3	60 s
6. Vorwärtsschwung mit zwei Kettlebells				
	125	12	3	60 s

Wärmen Sie sich nach Beendigung der Trainingseinheit ab und dehnen Sie sich.

KAPITEL 7 | RICHTLINIEN FÜR DAS KONDITIONSTRAINING MIT KETTLEBELLS

GRUPPENÜBUNGEN

Mexikanische Welle – erweiterter Armabstand zwischen Sportlern in einem großen Kreis

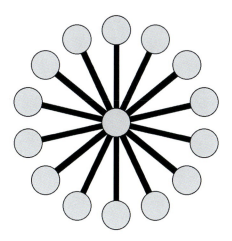

Die Teilnehmer beginnen in der Kreisaufstellung, jeder hat ausreichend Platz zum Schwingen. Ein Sportler beginnt mit der Schwungbewegung, worauf ihm unmittelbar danach der rechts von ihm stehende Sportler folgt. Dieser Rhythmus setzt sich in einer kontinuierlichen Bewegung fort.

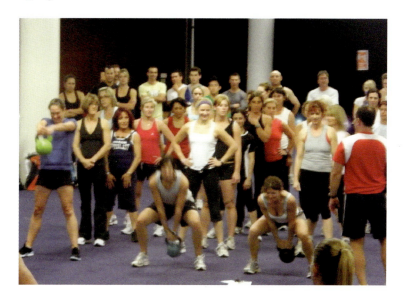

KAPITEL 8

KAPITEL 1:   KETTLEBELLTRAINING

KAPITEL 2:   BODYBELL®-TRAINING SYSTEM™:
             SIEBEN WICHTIGE KETTLEBELL-BEWEGUNGSMUSTER

KAPITEL 3:   STUFE 1: ALLGEMEINE KRAFTÜBUNGEN
             MIT KETTLEBELLS

KAPITEL 4:   STUFE 2: SCHWUNGMUSTER

KAPITEL 5:   STUFE 3: KOMPLEXE KETTLEBELLÜBUNGEN

KAPITEL 6:   STUFE 4: SCHNELLKRAFTENTWICKLUNG

KAPITEL 7:   RICHTLINIEN FÜR DAS KONDITIONSTRAINING
             MIT KETTLEBELLS

KAPITEL 8:   BONUS-KAPITEL: 25 DYNAMISCHE TRAININGSDRILLS
             MIT DEM MEDIZINBALL

BONUS-KAPITEL

25 DYNAMISCHE TRAININGSDRILLS MIT DEM MEDIZINBALL

Dank des technologischen Fortschritts hat sich der alte Medizinball aus Leder zu einem modernen, mit Luft gefüllten Gummitrainingsball entwickelt, der für dynamische, funktionale Bewegungen verwendet werden kann. Aufgrund seiner Auf- und Abpralleigenschaften kann er gegen eine feste Betonwand oder auf einem Tennis-, Basketball- oder anderen Ballspielplatz eingesetzt werden. Auch auf Außenspielfeldern kann er von einzelnen Sportlern, Partnern, Gruppen oder Sportmannschaften verwendet werden.

Einer der Hauptvorteile des Medizinballtrainings besteht darin, dass fast jede Übung entweder direkt oder indirekt den Rumpf (die Bauchmuskeln) trainiert. Ein kräftiger Rumpf ist in allen Sportarten wichtig, da er eine stabile Plattform darstellt, um die herum sich die Extremitäten effektiv bewegen können, und besonders die Kräfte von den Beinen zu den Armen besser übertragen werden.

Es gibt eine große Vielfalt von progressiven Bewegungsmustern und Drills beim Medizinballtraining für die mittlere Körperpartie sowie für die oberen und unteren Extremitäten auf allen Bewegungsebenen. Einige Drills sind statisch und isoliert und dienen der Entwicklung der Körperhaltung, des Gleichgewichtsvermögens, der Beweglichkeit, Stabilität und der Core-Kraft; andere Übungen sind hingegen eher dynamischer Art und beinhalten Mehrgelenkbewegungen oder zusammengesetzte Bewegungsmuster in Gestalt von Drück-, Stoß- und Wurfdrills für die Schnellkraftentwicklung, einschließlich von Abfang- und speziellen Stoßbewegungen zur Entwicklung der exzentrischen Kraft.

SECHS AUFEINANDER AUFBAUENDE BEWEGUNGSPHASEN

Das Medizinballtraining kann in sechs wichtige, aufeinander aufbauende Trainingsphasen gegliedert werden:

1. Allgemeine Kraftübungen mit kontrollierten und meist isolierten Übungen auf oder mit einem Medizinball sowie dem eigenen Körpergewicht.
2. Muskelausdauerübungen von mittlerer Intensität und höherem Umfang mit minimalen Pausen zwischen den Sätzen oder Übungen.
3. Rein konzentrische Bewegungen, wie ein dynamischer Stoß, Schub oder Wurf.
4. Rein exzentrische Bewegungen, wie sichere Fangtechniken zur Verbesserung der Muskelkontrolle und -stabilität.
5. Konzentrische und exzentrische Bewegungen, wie Werfen und Fangen und Wiederholungsvarianten, wie zum Beispiel das Hin- und Herschieben eines Balls gegen eine Wand.
6. Dynamische Schnellkraftbewegungen (Tests) mit maximaler Erholung.

ÜBERBLICK

1-2: Die Sicherstellung einer effektiven Bewegungssteuerung, Stabilität und Körperhaltung ist eine wichtige, zur Maximierung der Leistung beitragende Anforderung im Medizinballtraining. Das Training wird effizienter und umfassender, wenn den Muskeln und dem Nervensystem die Gelegenheit zur Anpassung gegeben wird. Richtiges Training bewirkt chemische Veränderungen, die die Belastungsfähigkeit sowohl des zentralen Nervensystems als auch der Muskelausdauer verbessern und die Ermüdung hinauszögern. Dabei sollte stets auf die richtige Technik geachtet werden.

3-6: Wenn ein Sportler sich auf die maximale Schnelligkeit, die Muskelkontrolle und die Explosivität mit dem Ball konzentriert (Würfe, Stöße und Fangbewegungen), wird das Zentralnervensystem hoch belastet. Daher sind Erholungsphasen von bis zu 3 min oder länger zwischen den Sätzen erforderlich, sodass man frisch ist. Des Weiteren sind mindestens 48-72 Stunden Erholungszeit zwischen den Trainingseinheiten notwendig, um eine ausreichende Regeneration zwischen den dynamischen Übungen zu ermöglichen. Es ist sehr wichtig, dass man dies versteht, weil der Körper ganz anders auf diese Art von Trainingsreiz reagiert und eine ausreichende Erholungszeit verlangt, auch wenn man sich vielleicht nicht entsprechend fühlt. Dies liegt daran, daass es sich eher um eine neuronale (oder neuromuskuläre) Trainingsbelastung handelt, die zur Ermüdung des Zentralnervensystems führt und das Muskelgewebe überlastet, ohne dass man sich dessen stets bewusst ist oder dies spürt. Dies geschieht aufgrund der dynamischen Anforderungen, denen der Körper bei Schnellkrafttraining mit höherer Intensität, wozu auch plyometrische Übungen gehören, ausgesetzt wird.

PLYOMETRISCHES TRAINING

Plyometrische Übungen sind alle Übungen, bei denen der Muskel zunächst exzentrisch und direkt im Anschluss konzentrisch kontrahiert wird. Anders formuliert, der Muskel wird vorgedehnt (aufgeladen), bevor er kontrahiert wird. Dies wird oft als **Dehnungs-Verkürzungs-Zyklus** bezeichnet. Ein gutes Beispiel für eine plyometrische Übung für den Oberkörper ist ein Liegestütz mit Zusammenklatschen der Hände. Ihr Armmuskel wird durch die nach unten gerichtete Kraft Ihres Körpers gedehnt und vorbelastet, dann müssen Sie den Muskel sofort kontrahieren, um sich wieder schnellkräftig nach oben zu drücken, bevor Sie in die Hände klatschen, landen und die Aktion ohne Verlust der Technik oder Geschwindigkeit wiederholen. Plyometrische Übungen sind wichtige Trainingsinhalte zur Verbesserung aller sportlichen Aktionen, bei denen die Explosivkraft eine Rolle spielt, wie Laufen, Springen und Werfen.

Vier grundlegende Konzepte spielen für das Verständnis des plyometrischen Trainings eine Rolle:

1. Die Vordehnung der Muskeln und die Arbeit von einer exzentrischen zu einer konzentrischen Kontraktion erfolgt unter der Einbeziehung von Reflexreaktionen.
2. Die Geschwindigkeit der Dehnung ist wichtiger als ihre Länge oder Stärke. Daher sind schnelle Vordehnungsbewegungen eher gewünscht als längere.
3. Die Aktivitäten fördern den Einsatz der richtigen Technik und verbessern das Gleichgewichtsvermögen, die Koordination, die Technik, die Geschicklichkeit sowie das Körper- und funktionale Bewusstsein.
4. Das Training mit Vordehnung und die Aktivierung der neuromuskulären Komponenten verbessert die Effizienz der neuronalen Aktionen und der muskulären Leistung.

Um das Potenzial des plyometrischen Trainings auszuschöpfen, muss der Dehnungs-Verkürzungs-Zyklus aktiviert werden. Dies erfordert eine sorgfältige Beachtung der Technik bei jedem Drill bzw. jeder Übung. Das Training mit einer Vordehnung und die Aktivierung der neuromuskulären Komponenten verbessert die Effizienz der neuronalen Aktionen und der Muskelleistung. Sobald die Schnelligkeit oder die Schnellkraft nachlassen oder Erschöpfung eintritt, muss die Übung abgebrochen werden, und Erholungsmaßnahmen müssen einsetzen. Deshalb ist eine ausgeprägte Core-Kraft, Ausdauer und allgemeine Kraft eine wichtige, grundlegende Voraussetzung für das Schnellkraft- oder plyometrische Training.

PLYOMETRISCHES MEDIZINBALLTRAINING

Plyometrische Aktivitäten sind Hüpf-, Sprung- und Sprunglaufübungen, die das neuromuskuläre System eines Sportlers trainieren, sodass er in der Lage ist, seine Muskeln schnell zu rekrutieren und seine Dynamik zu steigern. Das Training mit einer Vordehnung und die Aktivierung der neuromuskulären Komponenten verbessern die Effizienz der neuronalen Aktionen und die Muskelleistung. Das plyometrische Training verbessert die schnellkräftigen Reaktionen des Sportlers durch schnellkräftige Muskelkontraktionen als Ergebnis schneller, exzentrischer Kontraktionen. Dies bedeutet ganz einfach, dass schnelle Vordehnungsbewegungen eher gewünscht sind als längere, langsamere Bewegungen.

Bei der Verwendung eines Medizinballs können Sie Ihre Muskeln mit genau denselben Bewegungen belasten, wie in der eigentlichen Sportart selbst. Bestimmte Medizinballübungen können auch als Teil eines plyometrischen Trainingsprogramms zur Entwicklung schnellkräftiger Bewegungen verwendet werden.

Angesichts der Tatsache, dass bei diesen Übungen Kräfte auf den Bewegungsapparat einwirken, die höher als normal sind, ist es wichtig, dass der Sportler über eine gute, solide und allgemeine Kraft- und Ausdauergrundlage verfügt. Der Trainer sollte den Sportler daraufhin untersuchen, ob er über eine ausreichende Kraftgrundlage für die Durchführung des plyometrischen Trainings verfügt. Mithilfe dieses Vortests können Einschränkungen eines Sportlers im Hinblick auf die Beweglichkeit, den Bewegungsumfang, die Körperhaltung, das Gleichgewichtsvermögen und die Stabilität sowie die Kraft und Koordination während der Durchführung der Übungen diagnostiziert werden. Wie schnell sich die Technik eines Sportlers verschlechtert, ist in der Regel ein guter Indikator für das Fähigkeitsniveau eines Sportlers. Dies kann Ihnen eine Vorstellung davon vermitteln, auf welchem Ausgangsniveau Sie beginnen und worauf Sie aufbauen können.

BEWEGUNGSQUALITÄT UND -INTENSITÄT

Aufgrund eines Schnellkrafttrainings lernen Sie auf effektive Weise, wie Sie die Muskeln, die Sie sich so hart erarbeitet haben, rekrutieren. Beim Medizinballtraining hängt die Bewegungsgeschwindigkeit mit der Intensität zusammen. Auch wenn der Medizinball ein leichtes Trainingsgerät ist, erzeugt er, wenn man ihn wirft oder fängt, große Spannungen im Muskelgewebe, die einem Training mit großen Widerständen, wie z. B. Gewichttraining, entsprechen können. Bei jeder Übung sollten umso weniger Wiederholungen absolviert werden oder die Belastungszeit pro Übung sollte umso kürzer sein, je höher die Intensität ist. Wenn Sie zu viele Wiederholungen einer intensiven Übung durchführen, wird die Bewegungsqualität nachlassen. Als Ergebnis ist das Risiko von Verletzungen der Gelenkstrukturen sowie des Muskel- und Bindegewebes größer.

Wichtig ist, dass alle Sätze nie länger als 6-10 s dauern und nicht zu viele Wiederholungen schnellkräftiger, kontinuierlicher Schnellkraftübungen enthalten sollten, weil das anaerobe Energiesystem sonst erschöpft wird. In anderen Fällen kann es sich bei einzelnen Stößen oder Würfen zu einem Partner um schnellkräftige Belastungen von unter 1 s Dauer handeln, gefolgt von Erholungspausen von bis zu 5 s oder 10 s zwischen den Würfen von Partner zu Partner. Dies bedeutet, dass der Satz bis zu 60 s dauern kann, auch wenn (in Abhängigkeit von der Übung) die eigentliche Belastungszeit nur 6 s beträgt. Passen Sie Ihr Training entsprechend an, wobei Sie stets den Schwerpunkt auf die Bewegungsqualität legen sollten.

ERHOLUNG

Im Allgemeinen ist die Belastung des Zentralnervensystems (ZNS) umso größer, je schneller die Bewegung bei der Übung und je höher die Intensität ist. Je größer die Belastung des ZNS ist, umso mehr Regenerationszeit braucht der Sportler. Bei der sehr schnellen Durchführung von Übungen, an denen mehrere Gelenke beteiligt sind, sind längere Erholungszeiten von bis zu 3 min oder mehr erforderlich, damit das ZNS sich regeneriert. Wenn der Sportler sich nicht ausreichend erholt, wird sein Bewegungsmuster zusammenbrechen, wodurch sich die Qualität des motorischen Lernens und die allgemeine Schnellkraftentwicklung verschlechtern.

Außerdem sollte die Erholungspause umso länger sein, je höher die technischen Anforderungen der Bewegung sind. Einfach gesagt, je höher die mentale Aktivität ist, umso wahrscheinlicher wird der Sportler ermüden und außerstande sein, die Bewegungen präzise durchzuführen. Um also eine ausreichende Erholung zu gewährleisten, muss die Erholungszeit lang genug sein, sodass der Sportler die Bewegungen, die Sie ihm beibringen wollen, jedes Mal mit hoher Qualität, Intensität und Genauigkeit durchführen kann.

MEDIZINBALLGRÖSSEN

Das Gewicht des Medizinballs hängt vom Trainingsalter des Sportlers, vom Trainingsziel und von der Sportart ab. Wenn Sie über eine Auswahl unterschiedlicher Größen verfügen, ist es Ihnen möglich, die Intensität zu ändern, je nachdem, ob Sie die Kraft, die Schnelligkeit oder die Schnellkraft trainieren.

Aufgrund der hohen neuromuskulären Belastung, vor allem der neutralisierenden und stabilisierenden Muskeln und Gelenke, ist es möglich, ein muskuläres Versagen zu provozieren, ohne dass sich die üblichen Anzeichen physiologischen Versagens zeigen. Aus diesem Grund sollten Sie sich nicht allein auf die konventionellen Messverfahren der Ermüdung verlassen, um die Regenerationsrate eines Sportlers zu messen, sondern auch auf die Bewegungsschnelligkeit und -qualität.

Es ist wichtig, Aktivitäten zu vermitteln, die zum Entwicklungsniveau des Sportlers passen. Die Betonung der Progression von einfachen zu schwierigen Übungen ermöglicht es dem Trainer, der körperlichen Fähigkeit des Sportlers, die Aktivität durchzuführen, mehr Beachtung zu schenken. Beginnen Sie mit allgemeinen Aktivitäten des ganzen Körpers, und gehen Sie, wenn der Sportler sich weiter entwickelt hat, zu Fertigkeiten über, die eine feinere motorische Steuerung erfordern. Dabei sollten Sie die sechs Entwicklungsstufen berücksichtigen. Sobald der Sportler allgemeine Fähigkeiten erworben hat, wird er das Erlernen neuer Techniken als einfacher empfinden.

GUMMIMEDIZINBALL-GRÖSSE	TRAININGSZIEL	ERHOLUNGSPAUSEN ZWISCHEN DEN SÄTZEN
1-2 kg	• Kraftausdauer • Sportspezifische Schnellkraftwürfe	• 60-120 s • 180 s oder mehr
3-4 kg	• Kraftausdauer • Sportspezifische Schnellkraft • 3 kg Maximalgröße für 8-12 Jahre alte Kinder • 4 kg Maximalgröße für 13-17 Jahre alte Jugendliche	• 30-60 s • 180 s oder mehr
5-6 kg	• Core-Kraft, z. B. Bauchmuskelarbeit und Liegestütze • Explosivkraft für Seniorensportler • Nur erwachsene Sportler	• 30-60 s • 180 s oder mehr

TECHNIK UND SICHERHEIT

- Die Steuerung der Funktion der Bauchmuskeln und die Aufrechterhaltung einer tiefen Atmung ist für alle Aktivitäten wichtig. Dies sind Voraussetzungen für die Maximierung des Krafteinsatzes und die Reduzierung des Verletzungsrisikos.
- Da der Körper sich an die auferlegten Anforderungen anpasst, ist die Beinkraft in der Regel höher als die Armkraft. Daher ist es wichtig, die Hand-, Ellbogen- und Schultergelenke progressiv zu kräftigen, beginnend mit isolierten Bewegungen und einem tiefen, kontrollierten Atemmuster, bevor Sie zu einer Reihe von Bewegungsübungen überwechseln.
- Absolvieren Sie zu Beginn immer Übungen mit einem leichten Ball in langsamem bis mäßigem Tempo. Erstens, um Ihr Körperbewusstsein zu verbessern; zweitens, um Ihre motorische Koordination zu überprüfen; drittens, um Ihre Muskel- und Gelenkkraft zu steigern, bevor Sie sich einem schwereren Ball anpassen.
- Lassen Sie den Ball, um die exzentrischen Belastungen der Muskeln und Gelenke zu reduzieren, immer aufprallen, bevor Sie ihn fangen oder annehmen. Achten Sie darauf, dass bei exzentrischen (Fang-)Belastungen die Distanzen zunächst kurz sind und die Geschwindigkeit kontrolliert ist, damit sich die Muskeln und Nerven anpassen können, bevor Sie die Anforderungen steigern. Wenden Sie selbst geringe Belastungen erst nach einer mindestens vier Wochen dauernden Grundausbildung an.
- Traineren Sie stets unter der Leitung eines qualifizierten Fitnessexperten oder Trainers, um sicherzustellen, dass Sie die richtige Technik beibehalten und ausreichend lange Ruhe- und Erholungspausen einhalten.

AUFWÄRM- UND KOORDINATIONSÜBUNGEN

Die Übungen werden in langsamem bis moderatem Tempo über eine Dauer von 10-30 s absolviert, um die unterschiedlichen Muskelgruppen für die folgenden dynamischen Übungen aufzuwärmen.

1. MEDIZINBALLKREISEN UM DEN KÖRPER HERUM

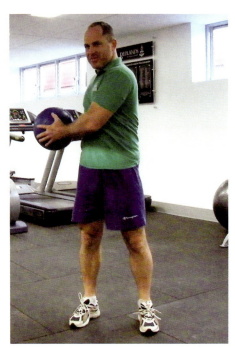
Quer zum Körper

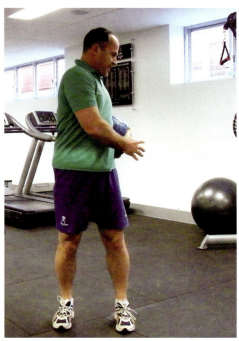
Schleife um den Rücken herum

Beschreibung
- Rotieren Sie im Stand einen Medizinball im Uhrzeigersinn und gegen den Uhrzeigersinn um Ihren Körper herum. Tun Sie dies auch im Gehen und/oder Joggen vorwärts oder rückwärts.

KAPITEL 8 | 25 DYNAMISCHE TRAININGSDRILLS MIT DEM MEDIZINBALL

2. ACHTERFIGUREN (DURCH DIE BEINE HINDURCH)

Beschreibung

- Stehen Sie in einer breiten Kniebeugestellung und schwingen Sie einen Medizinball im Bewegungsmuster einer Acht durch Ihre Beine hindurch.

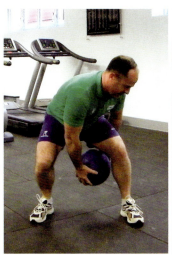

Achterfiguren

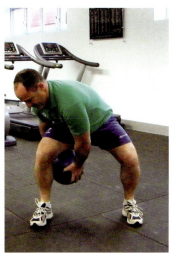

Nach hinten, um die Beine herum und durch die Beine hindurch

3. KNIEHEBEN

Beschreibung

- Halten Sie einen Medizinball in Ihrer linken Hand, heben Sie Ihr rechtes Knie an, führen Sie den Medizinball unter dem angehobenen Bein hindurch und übernehmen Sie den Ball mit Ihrer rechten Hand. Wiederholen Sie die Sequenz, indem Sie Ihr linkes Bein anheben und dabei die aufrechte Körperstellung beibehalten.

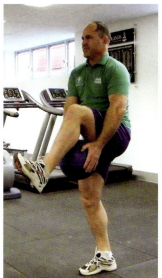

Unter dem linken Bein hindurch

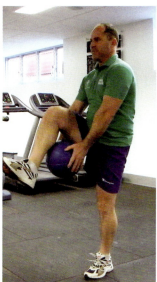

Unter dem rechten Bein hindurch

4. BRUSTPASS

Beschreibung

- Stehen Sie 1-2 m vor einer soliden Betonwand. Werfen Sie einen leichten Medizinball mit einem beidhändigen Druckpass gegen die Wand und fangen Sie ihn wieder. Die Bewegung sollte flüssig erfolgen. Absolvieren Sie die Brustpässe über eine vorgegebene Zeit. Beginnen Sie langsam und steigern Sie das Tempo nur allmählich.

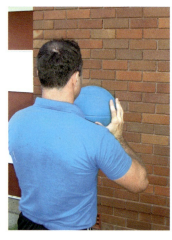

Ausgangsstellung

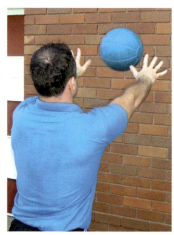

Druckpass des Medizinballs gegen die Wand und den Ball fangen

5. KONTROLLIERTE KNIEBEUGE

Beschreibung

- Stehen Sie mit schulterbreit auseinandergestellten Füßen und halten Sie einen Medizinball auf Ihrer Brust. Senken Sie Ihren Körper langsam ab, indem Sie Ihre Knie beugen, bis Sie einen 90°-Winkel erreicht haben, dann richten Sie sich wieder auf.

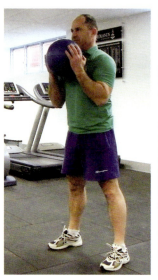

Ausgangsstellung

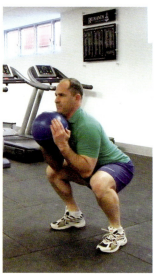

Mittlere Position

Anmerkung: Strecken Sie Ihre Arme, wenn Sie sich aufrichten, um eine Kniebeuge mit anschließender Druckpresse (Schwungdrücken) zu absolvieren.

KRAFT- UND SCHNELLKRAFTÜBUNGEN

6. LIEGESTÜTZE MIT ENGEM GRIFF

Beschreibung

- Stützen Sie sich auf Ihren Zehen ab, während Sie über einem auf Höhe Ihrer Brust befindlichen Medizinball liegen, und drücken Sie mit beiden Händen gegen die Seiten des Balls, Ihre Finger zeigen nach unten und Ihre Daumen nach vorne.
- Spannen Sie Ihre Bauchmuskeln an und halten Sie Ihren Körper gerade, um eine Wölbung Ihrer Lendenwirbelsäule zu vermeiden.
- Halten Sie Ihre Schultern über dem Ball, um eine gute Ausrichtung zu gewährleisten.
- Atmen Sie aus, strecken Sie Ihre Arme und richten Sie Ihren Körper auf.
- Atmen Sie ein und senken Sie Ihren Körper auf den Medizinball.
- Halten Sie Ihren Kopf in einer neutralen Stellung, sodass er die ganze Zeit über mit Ihrem Körper eine Linie bildet und Sie eine gute Körperhaltung und Technik entwickeln.

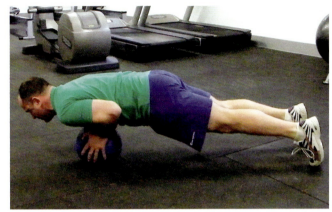
Ausgangsstellung

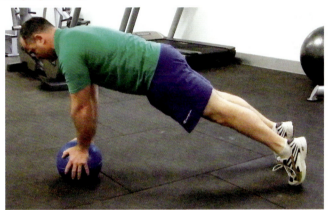
Mittlere Position

Variation

- Liegestütze im Knien.

7. COLLINS-LIEGESTÜTZE

Beschreibung

- Beginnen Sie in der Vorderstützposition, Ihre Hände stehen schulterbreit auseinander und eine Hand befindet sich auf dem Medizinball.
- Spannen Sie Ihre Bauchmuskeln an und halten Sie Ihren Körper gerade, um eine Wölbung Ihrer Lendenwirbelsäule zu vermeiden.
- Halten Sie Ihre Schultern über dem Ball, um eine gute Ausrichtung zu gewährleisten.
- Atmen Sie aus, strecken Sie Ihre Arme, und richten Sie Ihren Körper auf.
- Atmen Sie ein und senken Sie Ihren Körper ab, bis die Rückseite des Oberarms (der Trizeps) sich mit dem in einer leichten Winkellage befindlichen Körper auf einer Linie befindet.
- Halten Sie Ihren Kopf in einer neutralen Stellung, sodass er die ganze Zeit über mit Ihrem Körper eine Linie bildet und Sie eine gute Körperhaltung und Technik entwickeln.
- Wiederholen Sie die Übung mit der anderen Hand auf dem Medizinball.

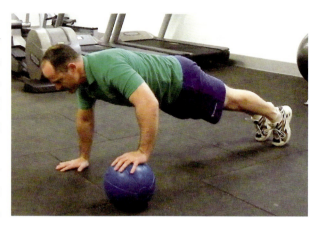

Ausgangsstellung

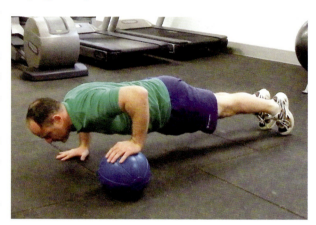

Mittlere Position

Varianten

- Collins-Liegestütze mit Rollen des Medizinballs.
- Schnellkräftiger Handwechsel.

KAPITEL 8 | 25 DYNAMISCHE TRAININGSDRILLS MIT DEM MEDIZINBALL

8. COLLINS-LIEGESTÜTZE IM KNIEN MIT ROLLEN DES MEDIZINBALLS

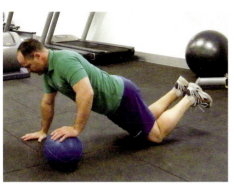
1. Ausgangsposition

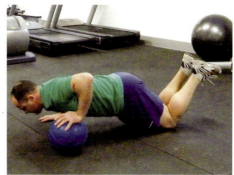
2. Mittlere Position

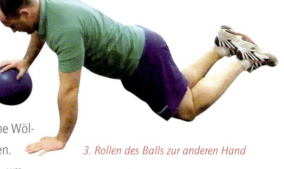
3. Rollen des Balls zur anderen Hand

Beschreibung
- Beginnen Sie in der Vorderstützposition, Ihre Hände stehen schulterbreit auseinander und eine Hand befindet sich auf dem Medizinball.
- Spannen Sie Ihre Bauchmuskeln an und halten Sie Ihren Körper gerade, um eine Wölbung Ihrer Lendenwirbelsäule zu vermeiden.
- Halten Sie Ihre Schultern über dem Ball, um eine gute Ausrichtung zu gewährleisten.
- Atmen Sie ein und senken Sie Ihren Körper ab, bis die Rückseite des Oberarms (der Trizeps) sich mit dem in einer leichten Winkellage befindlichen Körper auf einer Linie befindet.
- Atmen Sie aus, strecken Sie Ihre Arme und richten Sie Ihren Körper auf.
- Wenn Sie zur Position mit gestreckten Armen zurückkehren, rollen Sie den Medizinball über den Boden zur anderen Hand hin.
- Wiederholen Sie die Liegestützaktion auf der anderen Seite.
- Halten Sie Ihren Kopf in einer neutralen Stellung, sodass er die ganze Zeit über mit Ihrem Körper eine Linie bildet und Sie eine gute Körperhaltung und Technik entwickeln.

Varianten
- Absolvieren Sie die Übung in der Vorderstützposition auf Ihren Zehen.
- Schnellkräftiger Handwechsel.

9. SCHNELLKRÄFTIGE LIEGESTÜTZE

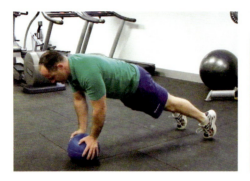

1. Ausgangsposition *2. Drücken Sie sich ab.*

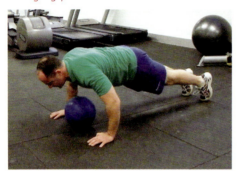 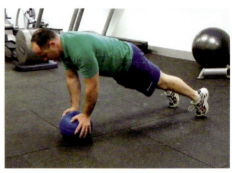

3. Landen Sie und federn Sie ab. *4. Drücken Sie sich kraftvoll nach oben ab und legen Sie Ihre Hände wieder auf den Ball.*

Beschreibung
- Beginnen Sie in der Liegestützposition mit Ihren Händen auf dem Medizinball, Ihre Finger zeigen nach unten und Ihre Daumen nach vorne.
- Spannen Sie Ihre Bauchmuskeln an und halten Sie Ihren Körper gerade, um eine Wölbung Ihrer Lendenwirbelsäule zu vermeiden.
- Lösen Sie Ihre Hände schnell vom Medizinball und lassen Sie sich nach unten fallen.
- Landen Sie mit mehr als schulterbreit auseinanderstehenden Händen auf dem Boden beiderseits des Medizinballs.
- Reagieren Sie sofort und drücken Sie sich nach oben, indem Sie Ihre Ellbogen strecken und Ihre Hände wieder oben auf den Medizinball legen.
- Wiederholen Sie diese Aktion mit einer vorgegebenen Anzahl von Wiederholungen. Brechen Sie die Übung ab, wenn Ihre Technik schlechter wird, und ruhen Sie sich aus.
- Behalten Sie die ganze Zeit über eine gute Körperhaltung bei, da die Bewegungsqualität wichtiger als die Bewegungsquantität ist.

10. SCHNELLKRÄFTIGER HANDWECHSEL

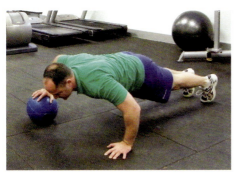

1. Ausgangsposition

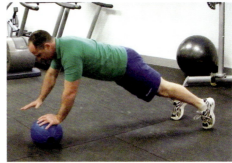

2. Mittlere Position und Wechsel zur anderen Seite

Beschreibung

- Beginnen Sie in der Liegestützposition mit einer Hand auf dem Medizinball und gebeugten Ellbogen.
- Spannen Sie Ihre Bauchmuskeln an und halten Sie Ihren Körper gerade, um eine Wölbung Ihrer Lendenwirbelsäule zu vermeiden.
- Drücken Sie sich kraftvoll nach oben und zur Seite hin ab, indem Sie Ihre Ellbogen strecken.

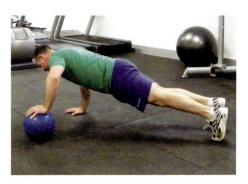

3. Endposition

- Vertauschen Sie die Hand auf dem Ball und führen Sie die andere Hand zur Seite hin, sodass Sie sich wieder in der Liegestützposition befinden.
- Lösen Sie Ihre Hände schnell vom Medizinball und lassen Sie sich nach unten fallen.
- Reagieren Sie sofort, und wiederholen Sie die Aktion quer zur anderen Seite hin, bis Sie eine festgesetzte Anzahl von Wiederholungen absolviert haben.
- Behalten Sie die ganze Zeit über eine gute Körperhaltung bei, da die Bewegungsqualität wichtiger als die Bewegungsquantität ist.

11. AUSFALLSCHRITT MIT DREHUNG QUER ZUM KÖRPER

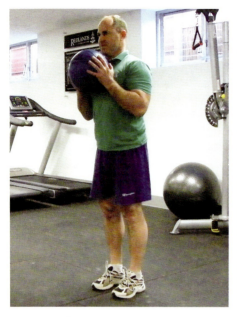
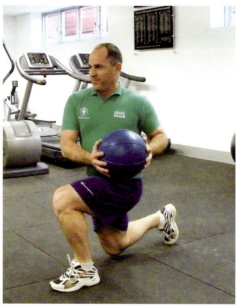

Ausgangsstellung *Mittlere Position*

Beschreibung
- Stehen Sie mit den Füßen zusammen und halten Sie den Medizinball in beiden Händen auf Brusthöhe.
- Spannen Sie Ihre Bauchmuskeln an und halten Sie Ihren Körper gerade, um eine Wölbung Ihrer Lendenwirbelsäule zu vermeiden.
- Machen Sie einen Schritt nach vorne in die Ausfallschrittposition, sodass Ihr linker Fuß vorne und Ihr rechter Fuß hinten steht (wie gezeigt), senken Sie das hintere Knie zum Boden hin ab, ohne diesen zu berühren. Drehen Sie gleichzeitig den Medizinball quer zu Ihrem Körper, sodass er sich über dem linken Bein befindet.
- Achten Sie darauf, dass Sie Ihre Hüften rechtwinklig halten und dass Ihr Blick die ganze Zeit über nach vorne gerichtet ist, um eine gute Körperhaltung beizubehalten.
- Machen Sie mit dem linken Bein einen Schritt nach vorne und wiederholen Sie die Übung, indem Sie den Medizinball zum rechten Bein hin drehen.

Varianten
- Machen Sie einen Ausfallschritt nach vorne, kehren Sie wieder zurück und wiederholen Sie die Bewegung mit dem anderen Bein.
- Springen Sie und landen Sie in der Ausfallschrittposition auf der Stelle (nur für fortgeschrittene Sportler).

12. KICK-UPS

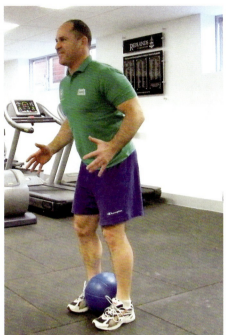
Ausgangsstellung

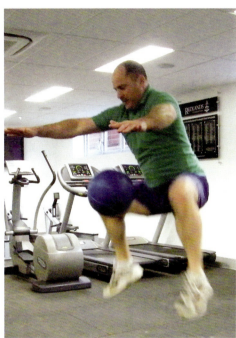
Mittlere Position

Beschreibung

- Stehen Sie aufrecht, zwischen Ihren Füßen liegt ein Medizinball, auf den Sie mit Ihren Füßen Druck ausüben.
- Schwingen Sie in einer Bewegung Ihre Arme nach vorne und katapultieren Sie sich mit Ihren Knien und Ihren Füßen zusammen mit dem Medizinball in die Luft.
- Fangen Sie den Ball in der Luft mit Ihren Händen und landen Sie auf dem Boden in einer stabilen Körperposition – beugen Sie Ihre Knie, um den Aufprall abzufedern.
- Kehren Sie in die Ausgangsposition zurück und wiederholen Sie die Bewegung.

Variante

- Kicken Sie den Ball hinter Ihrem Körper nach oben, indem Sie Ihre hinteren Oberschenkelmuskeln einsetzen.

13. ARMSCHWUNG NACH OBEN UND DEN MEDIZINBALL LOSLASSEN

Beschreibung
- Achten Sie darauf, dass Ihr Standort frei und offen ist.
- Stehen Sie mit schulterbreit auseinandergestellten Füßen und halten Sie einen Medizinball in beiden Händen, die sich nach unten gestreckt auf Taillenhöhe vor Ihrem Körper befinden.

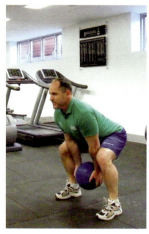
Mittlere Position

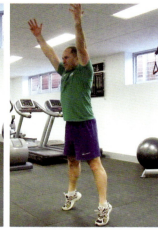
Loslassen des Balls

- Spannen Sie Ihre Bauchmuskeln an und halten Sie Ihren Körper gerade, um eine Wölbung Ihrer Lendenwirbelsäule zu vermeiden.
- Leiten Sie die Bewegung ein, indem Sie Ihre Beine beugen und in die Kniebeuge gehen, bis Ihr Kniewinkel 90° beträgt, dann katapultieren Sie sich nach oben, strecken Sie Ihre Beine und schwingen Sie Ihre Arme mit dem Medizinball nach vorne oben und weg vom Körper.
- Nachdem der Ball Ihre Hände verlassen hat, gehen, joggen oder sprinten Sie nach vorne, um den Ball zurückzuholen.

Variante
- Wurf des Balls über den Kopf nach hinten.

14. KRAFTVOLLE WÜRFE NACH UNTEN

Beschreibung

- Stehen Sie so, dass Ihre Füße parallel nebeneinander stehen und Ihre Knie leicht gebeugt sind.
- Halten Sie einen Medizinball in Ihren Händen und strecken Sie Ihre Arme über den Kopf.
- Spannen Sie Ihre Bauchmuskeln an und halten Sie Ihren Körper gerade, um eine Wölbung Ihrer Lendenwirbelsäule zu vermeiden.
- Springen Sie nach oben und werfen Sie gleichzeitig den Medizinball kraftvoll auf den Boden vor Ihrem Körper.
- Landen Sie kontrolliert, indem Sie Ihre Knie beugen, um den Aufprall abzufedern. Fangen Sie den Ball nach dem ersten Aufprallen.
- Wiederholen Sie die Übung, bis Sie die festgesetzten Wiederholungen absolviert haben.

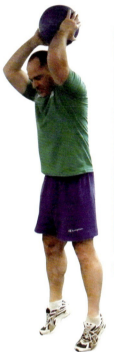

Ausgangsstellung

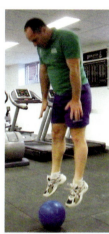

Wurf nach unten

15. TRIZEPSSTOSS

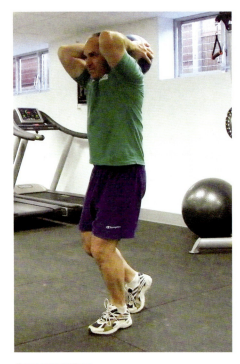 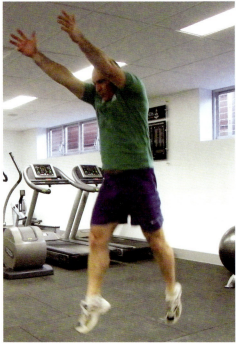

Ausgangsstellung *Stoßbewegung nach vorne*

Beschreibung
- Achten Sie darauf, dass Ihr Standort frei und offen ist.
- Stehen Sie mit Ihren Füßen zusammen und halten Sie den Medizinball über dem Kopf.
- Halten Sie den Medizinball mit beiden Händen, Ihre Arme sind nur leicht gebeugt.
- Spannen Sie Ihre Bauchmuskeln an und halten Sie Ihren Körper gerade, um eine Wölbung Ihrer Lendenwirbelsäule zu vermeiden.
- Machen Sie einen Schritt nach vorne, strecken Sie Ihre Arme schnell und werfen Sie den Medizinball quer durch den offenen Raum.
- Landen Sie in der Ausfallschrittstellung und gehen oder joggen Sie nach vorne, um den Medizinball zurückzuholen.
- Behalten Sie die ganze Zeit über eine gute Körperhaltung bei, da die Bewegungsqualität wichtiger als die Bewegungsquantität ist.

Varianten
- Trizepsstoß zum Partner – lassen Sie den Ball aufprallen, bevor Sie ihn fangen.
- Stoßen Sie den Ball gegen eine 5-10 m entfernte, solide Betonwand – lassen Sie den Ball aufprallen, bevor Sie ihn fangen.

BAUCHREGION

Die Bauchmuskeln stützen den Rumpf, ermöglichen seine Bewegung und halten die Organe am Ort, indem Sie den Bauchdruck regulieren. Die Bauchmuskeln bestehen aus vier Muskelgruppen, alle mit eigenen Aufgaben. Bei den vier Gruppen handelt es sich um den den M. transversus abdominis, den M. rectus abdominis, die äußeren schrägen Bauchmuskeln und die inneren schrägen Bauchmuskeln. Die Medizinballübungen für die Bauchmuskeln kräftigen Ihre unteren, oberen und schrägen Bauchmuskeln. Bei vielen dieser Bewegungen handelt es sich um schnellkraftbasierte Fang- und Wurfübungen unter Einsatz der Arme, die eine gute Core-Kraft der oberen Körperhälfte erfordern.

Zur Gewährleistung der persönlichen Sicherheit müssen Sie die folgenden Punkte beachten:

- Spannen Sie Ihre Bauchmuskeln an, um Ihre Lendenwirbelsäule zu stützen.
- Absolvieren Sie die Würfe mit vollständig gestreckten Armen.
- Konzentrieren Sie sich auf die Bewegungsqualität und opfern Sie die Kontrolle nicht der Wurfweite.
- Wenn Sie einen Medizinball aufheben, achten Sie darauf, dass Ihre Knie gebeugt sind und Ihr Rücken gerade ist.
- Halten Sie vor dem Fangen eines Medizinballs, sofern dies erforderlich ist, Ihre Arme gestreckt und Ihre Hände dicht zusammen; Ihr Blick ist auf den Ball gerichtet; strecken Sie Ihre Arme dem Ball entgegen, um ihn anzunehmen, und versuchen Sie nicht, unkontrolliert geworfene Bälle zu fangen.

16. ZEHENBERÜHRUNGEN

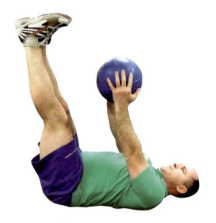
Ausgangsstellung

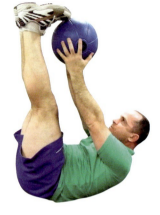
Angehobene Stellung

Beschreibung
- Liegen Sie auf Ihrem Rücken, Ihre Beine sind in Ihren Hüften in einem 90°-Winkel angehoben und leicht gebeugt.
- Strecken Sie Ihre Arme über Ihre Augenlinie, während Sie den Medizinball halten.
- Atmen Sie aus, heben Sie Ihre Schultern vom Boden ab, und führen Sie den Medizinball nach oben zu Ihren Füßen hin, dann senken Sie sich wieder ab.
- Vermeiden Sie ein Schwingen Ihrer Beine oder die Erzeugung eines Hüftwinkels über 90°, weil dies Ihre Lendenregion einer zu großen Belastung aussetzen würde.
- Vermeiden Sie es, die Bewegung mit Ihrem Kinn anzuführen. Setzen Sie Ihre Bauchmuskeln ein, um den Medizinball in Ihren Händen nach oben zu katapultieren.
- Wiederholen Sie die Bewegung, bis Sie die festgesetzte Wiederholungsanzahl mit einer guten Technik absolviert haben.

Variante
- Platzieren Sie Ihre Füße auf dem Boden, Ihre Knie sind gebeugt. Heben Sie den Ball mit einer Situpbewegung bis zu einer ähnlichen Position an.

17. ZEHENBERÜHRUNGEN ÜBER DEM KOPF

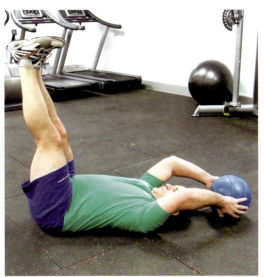
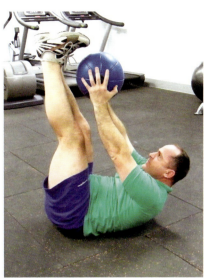

Ausgangsstellung   *Angehobene Stellung*

Beschreibung
- Liegen Sie auf Ihrem Rücken, Ihre Beine sind in Ihren Hüften in einem 90°-Winkel angehoben und leicht gebeugt.
- Strecken Sie Ihre Arme über Ihrem Kopf und halten Sie den Medizinball dicht über dem Boden.
- Spannen Sie Ihre Bauchmuskeln an und halten Sie Ihren Körper gerade, um eine Wölbung Ihrer Lendenwirbelsäule zu vermeiden.
- Atmen Sie aus, kontrahieren Sie Ihre Bauchmuskulatur, heben Sie den Medizinball vom Boden an, und führen Sie ihn nach oben zu Ihren Füßen hin, dann senken Sie sich wieder mit einer kontrollierten, exzentrischen Bewegung ab.
- Vermeiden Sie ein Schwingen Ihrer Beine oder die Erzeugung eines Hüftwinkels über 90°, weil dies Ihre Lendenregion einer zu großen Belastung aussetzen würde.
- Vermeiden Sie es, die Bewegung mit Ihrem Kinn anzuführen. Setzen Sie Ihre Bauchmuskeln ein, um den Medizinball in Ihren Händen nach oben zu katapultieren.
- Wiederholen Sie die Bewegung, bis Sie die festgesetzte Wiederholungsanzahl mit einer guten Technik absolviert haben.

Variante
- Beginnen Sie mit auf dem Boden ausgestreckten Beinen, heben Sie dann Ihre Arme und Beine gleichzeitig an.

18. ROTATIONSVERDREHUNG

Beschreibung

- Sitzen Sie so, dass Ihr Oberkörper von Ihren Hüften aus in einem 45-60°-Winkel nach hinten geneigt ist, und spannen Sie Ihre Bauchmuskeln an.
- Vermeiden Sie eine Wölbung Ihres Rückens; halten Sie Ihre Wirbelsäule in einer neutralen Position.
- Strecken Sie Ihre Arme nach vorne und beugen Sie sie leicht, während Sie den Medizinball halten.

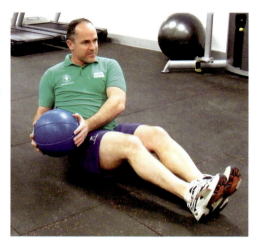

Rechte Seite

- Behalten Sie eine kräftige Spannung der Bauchmuskulatur bei und führen Sie den Medizinball quer zu Ihrem Körper zum linken Knie hin und dann wieder zurück zum rechten Knie.
- Führen Sie die Bewegung nur von der Außenseite eines Knies bis zur Außenseite des anderen Knies durch.
- Diese Übung stellt eine Belastung dar, weil die isometrische Anspannung der Bauchmuskeln gehalten werden muss, während der Medizinball in unterschiedlichen Winkeln bewegt wird.

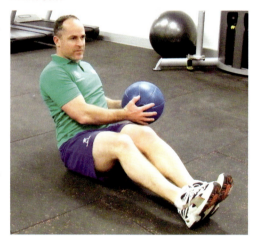

Linke Seite

Varianten

- Rein konzentrisches Stoßen des Medizinballs zum (stehenden) Partner, der den Ball zurückrollt.
- Rein exzentrisches Fangen des vom (stehenden) Partner zugeworfenen Balls – Sie rollen den Ball zurück.
- Exzentrischer Stoß, gefolgt von einem konzentrischen Stoß mit (stehendem) Partner.
- Exzentrischer Stoß, gefolgt von einem konzentrischen Stoß mit (sitzendem) Partner.
- Kontinuierliches Fangen und Stoßen gegen eine Wand.

19. VERDREHUNG DER SCHRÄGEN BAUCHMUSKULATUR QUER ZUR ANDEREN KÖRPERSEITE

Beschreibung

- Liegen Sie auf Ihrem Rücken mit:
  - gebeugtem linken Bein und auf dem rechten Oberschenkel abgelegten linken Fuß;
  - auf der rechten Schulter gegen den Kopf abgelegtem Medizinball, der mit einer Hand gehalten wird.
- Heben Sie Ihren rechten Ellbogen quer zum linken Knie hin an, dann senken Sie ihn wieder ab.
- Absolvieren Sie eine festgesetzte Anzahl von Wiederholungen.
- Wiederholen Sie die Übung mit gebeugtem rechten Bein und dem Medizinball auf der linken Schulter.

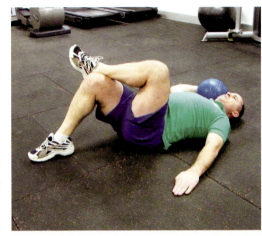

Ausgangsstellung

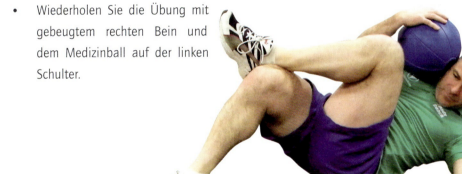

Ball zum Knie hin

Variante

- Beginnen Sie mit gestrecktem gegenseitigen Bein, Ihre Schulter drückt gegen den Medizinball und ist vom Boden abgehoben. Führen Sie gleichzeitig Ihr Knie zu Ihrer Brust hin, während Sie Ihre Schulter anheben und den Ball zum Knie hinüberführen, dann kehren Sie zur Ausgangsposition zurück. Wiederholen Sie die Übung.

20. DREHSTOSS GEGEN EINE WAND

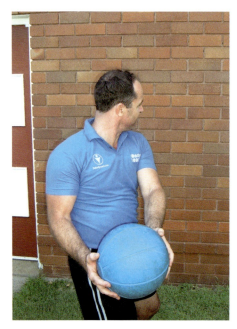
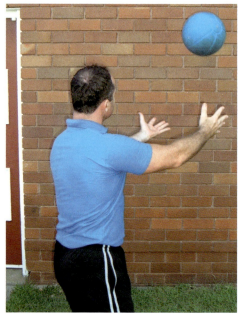

Ausgangsstellung *Stoß gegen die Wand, dann den Medizinball fangen*

Beschreibung

- Stehen Sie in seitlicher Position mit hüftbreit auseinandergestellten Füßen und halten Sie einen Medizinball in beiden Händen. Halten Sie Ihre leicht gebeugten Arme etwa 3-5 m von einer soliden Betonwand entfernt.
- Schwingen Sie den Ball zu Ihrer rechten Hüfte hinüber, rotieren Sie ihn dann kraftvoll nach vorne quer zu Ihrem Körper und werfen Sie ihn gegen die Wand.
- Leiten Sie den Vorwärtsstoß des Medizinballs ein, wobei Sie Ihre Füße, Hüften, Bauchmuskelrotation und Arme einsetzen.
- Spannen Sie Ihre Bauchmuskeln leicht an und drehen Sie Ihre Füße auf der Stelle, während Ihre Hüften sich drehen.
- Stehen Sie dicht vor der Wand und fangen Sie den Ball.
- Wiederholen Sie die Übung mit der anderen Körperseite.

Varianten

- Lassen Sie den Ball 1 x von der Wand abprallen, bevor Sie ihn fangen und die Bewegung wiederholen.
- Absolvieren Sie die Bewegung im Sitz auf dem Boden.
- Querstöße mit Ausfallschritt.

KAPITEL 8 | 25 DYNAMISCHE TRAININGSDRILLS MIT DEM MEDIZINBALL

PARTNERÜBUNGEN FÜR DEN OBERKÖRPER

21. KRAFTVOLLES SCHIEBEN DES MEDIZINBALLS IM VORDERSTÜTZ

Beschreibung

- Beginnen Sie in der Vorderstützstellung 1-2 m vom Partner entfernt, die Köpfe sind einander zugewandt.
- Spannen Sie Ihre Bauchmuskeln an und halten Sie Ihren Körper gerade, um eine Wölbung Ihrer Lendenwirbelsäule zu vermeiden.
- Partner A legt den Medizinball vor Ihre rechte Hand.

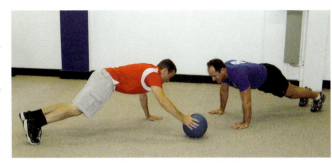
Ausgangsstellung

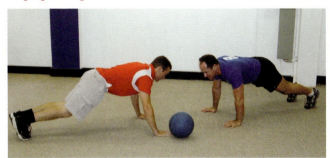
Mittlere Position

- Partner A schiebt den Medizinball zu Partner B hinüber, wobei er eine stabile Core-Position seines Körpers beibehält.
- Partner B fängt den Ball und schiebt ihn zurück zu Partner A.
- Fahren Sie mit der kontinuierlichen Vor- und Rückwärtsbewegung fort.
- Variieren Sie die Winkel, in denen Sie den Ball zur linken und rechten Hand hin schieben, zwischen mittel und breit.
- Behalten Sie die ganze Zeit über eine gute Körperhaltung bei, da die Bewegungsqualität wichtiger ist als die Bewegungsquantität.

Varianten

- Vergrößern oder verkleinern Sie die Distanz zwischen den Partnern.
- Absolvieren Sie die Bewegung über eine festgesetzte Zeitdauer.
- Variieren Sie die Winkel, einschließlich der Position der inneren und äußeren Hand.

22. PLYOMETRISCHE LIEGESTÜTZE

Beschreibung
- Knien Sie auf dem Boden und halten Sie einen Medizinball auf Ihrer Brust.
- Die Partner stehen 3-10 m voneinander entfernt und sind bereit, den Ball zu fangen und zurückzuwerfen und dabei die folgenden Varianten einzusetzen:

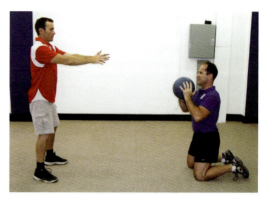
Zurückwerfen und Fangen

  × Konzentrischer Medizinballstoß mit anschließender exzentrischer Landung des Körpers in der Vorderstützstellung. Der Ball wird vom Partner zurückgerollt.
  × Konzentrischer Medizinballstoß mit anschließender exzentrischer Landung des Körpers in der Vorderstützstellung. Direkt danach folgt eine

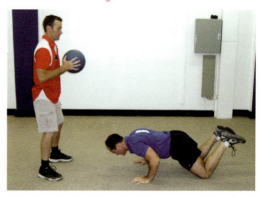
Werfen und Fallenlassen

  konzentrische, explosive Bewegung zurück in die kniende Stellung. Der Ball wird vom Partner zurückgerollt.
  × Konzentrischer Medizinballstoß mit anschließender exzentrischer Landung des Körpers in der Vorderstützstellung. Direkt danach folgt eine konzentrische, explosive Bewegung zurück in die kniende Stellung, um den vom Partner zugeworfenen Ball (exzentrisch) zu fangen. Ruhen Sie sich aus, bevor Sie die Bewegung wiederholen.
- Wiederholen Sie die konzentrische und exzentrische Stoß- und Fangbewegung in einer kontinuierlichen Bewegung mit einer festgesetzten Wiederholungszahl oder über eine festgesetzte Zeitdauer.
- Steigern Sie das Gewicht des Medizinballs zur Erhöhung der Intensität.
- **Für fortgeschrittene Sportler:** Beide Partner knien auf dem Boden 3-10 m voneinander entfernt. Beginnen Sie langsam und steigern Sie allmählich das Tempo, ohne dass die Technik nachlässt – Qualität über Quantität.

KAPITEL 8 | 25 DYNAMISCHE TRAININGSDRILLS MIT DEM MEDIZINBALL

23. SEITLICHER SHUFFLE-PASS

Beschreibung

- Ziehen Sie zwei parallele, 10 m lange Linien im Abstand von 2-5 m.
- Die Sportler stehen sich einander gegenüber, einer von ihnen hält einen Medizinball auf Brusthöhe.
- Spannen Sie Ihre Bauchmuskeln an und halten Sie Ihren Körper gerade, um eine Wölbung der Lendenwirbelsäule zu vermeiden.
- Die Sportler absolvieren einen Brustpass mit dem Medizinball hin und her und bewegen sich gleichzeitig seitlich entlang der Linien.
- Achten Sie darauf, dass die Pässe in Brusthöhe stattfinden. Achten Sie auch auf eine gute Haltung und Technik.

Shuffeln und passen Sie zwischen den Markierungen.

Varianten

- Beginnen Sie mit einem sehr leichten Medizinball und perfektionieren Sie die Bewegung, bevor Sie das Gewicht erhöhen.
- Ein Sportler steht still, während der andere entlang der Linie manövriert, wenn der Ball gepasst wird, um den Ball zu fangen und zurückzuwerfen.

24. AUFNEHMEN DES MEDIZINBALLS ÜBER 30 s

Beschreibung

- Ein Sportler steht etwa 5 m von Partner B, der einen Medizinball hält, entfernt.
- Auf das Kommando „los" wirft Partner A den Medizinball in irgendeine Richtung.
- Partner B muss dem Ball hinterherjagen, ihn aufnehmen und zu Partner A zurückwerfen.
- Partner A wiederholt die Würfe für Partner B über 30 s, um seine Fitness zu steigern.

Bewegen Sie sich zum Ball hin, heben Sie ihn auf und spielen Sie ihn zurück über eine Zeitdauer von bis zu 30 s.

Varianten

- Verwenden Sie am Anfang einen leichten Medizinball und werfen Sie ihn in mehrere Richtungen.
- Verwenden Sie Varianten über 10-60 s.

25. BEINCURLS

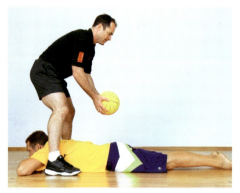
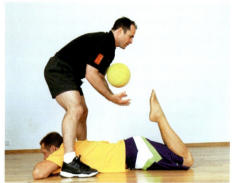

Ausgangsstellung *Beincurl*

Beschreibung

- Partner A liegt auf seinem Bauch mit den Händen unter seinem Kinn, seine Füße liegen zusammen und seine Zehen sind gestreckt.
- Partner B steht mit gespreizten Beinen in einer halben Kniebeugestellung über den Schultern von Partner A und blickt in Richtung seiner Füße, er hält einen Medizinball in seinen Händen.
- Partner B rollt den Ball auf der Rückseite der Beine von Partner A in Richtung der Füße. Wenn der Ball die Waden erreicht, curlt Partner A die Beine nach oben und kickt den Medizinball durch die Beinbeugung zurück zu Partner B.
- Partner B hält seine Hände oben und ist bereit, den Ball zu fangen, gleichgültig, wohin er durch die Kickbewegung fliegt, dann kehrt er in die Ausgangsstellung zurück und wiederholt die Übung.

Anmerkungen

- Wenn beide Beine gleich kräftig sind, sollte der Ball gerade zurückfliegen, wenn die Beine gecurlt werden. Eine ungleiche Beinkraft führt dazu, dass der Ball zur Seite gekickt wird.
- Partner B sollte die ganze Zeit über aufmerksam sein und beide Hände erhoben halten, bereit, den Ball zu fangen. Wenn Partner A eine kräftige Kickbewegung macht, kann es sein, dass Partner B sich weiter von Partner A entfernt aufstellen muss, um den Ball effektiver zu fangen.

BODY COACH® AUSBILDUNG, TRAINING UND PRODUKTE

Besuchen Sie den Body Coach® Paul Collins, internationaler Autor und Kraft- und Konditionstrainer, sowie sein Expertenteam bei den Fastfeet® „Speed for Sport"-Trainingsworkshops, -Camps, -Seminaren und -Coachingkursen für alle Sportarten.

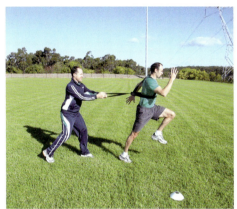
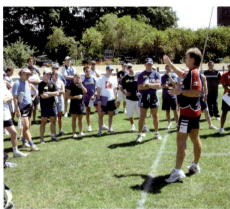

Paul Collins und Ron Palmer bei einer Präsentation während eines „Speed for Sport"-Coachingseminars

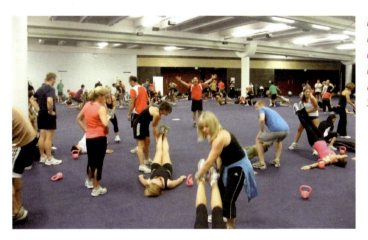

Paul Collins bei einer Präsentation des Kettlebelltrainings beim internationalen „Filex Fitness"-Kongress in Sydney, Australien

Weitere Details und Produkte finden Sie auf den folgenden Websites:
www.thebodycoach.com
www.bodycoach.com.au
www.fastfeet.com.au

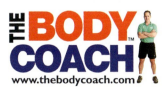

KETTLEBELL-TRAININGSINDEX

KAPITEL 2
BODY-BELL® TRAINING SYSTEM™
Sieben wichtige Kettlebell-Bewegungsmuster

1. Entwicklung des Hüftstoßes 25
   1A: Hintere Oberschenkelbrücke mit Beckenstoß und Anspannung der Gesäßmuskulatur 25
   1B: Sumo-Kniebeuge 26
   1C: Hüftstoß im Stehen (Gegengewichtsmechanismus) 27
Überblick über den Mechanismus
2. Die Rackposition 29
3. Aufhebeposition 30
4. Über-Kopf-Griffpositionen 31
5. Rückenstellung und -winkel 32
6. Schwungbogenbereiche 1-4 33
7. Der Quick Snap 34
Fünf wichtige Sicherheitstipps für das Kettlebelltraining 35

KAPITEL 3
STUFE 1: ALLGEMEINE KRAFTÜBUNGEN MIT KETTLEBELLS

BRUSTKORB

8. Einarmige Brustpresse 39
9. Beidhändige Bodenpresse 40
10. Abwechselnde Kettlebell-Brustpresse ...41
11. Presse auf einer flachen Bank 42
12. Abwechselnde Presse auf einer flachen Bank 2+1 43
13. Brust-Fly 44
14. Fly auf einer flachen Bank 45

RÜCKEN

15. Einarmiges Rudern 47
16. Lineman-Rudern 48
17. Rudern bei nach vorne geneigtem Oberkörper 49
18. Umgekehrter Fly bei nach vorne geneigtem Oberkörper 50
19. Pull-Overs auf dem Gymnastikball 51
20. Einarmiges Rudern in aufgerichteter Haltung 52
21. Rudern in aufgerichteter Haltung mit einer Kettlebell 53
22. Rudern in aufgerichteter Haltung mit zwei Kettlebells 54

SCHULTERN

23. Einarmiges Anheben der Kettlebell vor dem Körper – 1 56
24. Einarmiges Anheben der Kettlebell vor dem Körper – 2 57
25. Beidarmiges Anheben der Kettlebell vor dem Körper 58
26. Einarmige Schulterpresse 59
27. Aufwärtspressen der Kettlebell mit der Unterseite nach oben 60
28. Kettlebellpresse 61
29. Kellnerpresse 62
30. Fingerspitzenpresse 63
31. Kettlebellpresse im Sitzen 64
32. Über-Kopf-Presse mit zwei Kettlebells 65

33. Abwechselndes Pressen von zwei
    Kettlebells über dem Kopf 66
34. Seitliches Anheben 67

TRIZEPS
35. Trizeps-Kickbacks – 1 68
36. Trizeps-Kickbacks – 2:
    mit zwei Kettlebells 69
37. Trizepsstreckung – 1 70
38. Trizepsstreckung – 2 71
39. Trizepsstreckung – 3:
    mit zwei Kettlebells 72
40. Französische Trizepspresse – 1:
    mit einer Kettlebell 73
41. Französische Trizepspresse – 2:
    mit zwei Kettlebells 74

BIZEPS
42. Bizepscurl mit einer Kettlebell 75
43. Hammercurl 76
44. Offene Curls 77
45. Rotationscurls 78

BEINE
Kreuzheben (Deadlifts)
46. Schubkarren-Kreuzheben 82
47. Rumänisches Kreuzheben 83
48. Sumo-Kreuzheben 84
49. Einbeiniges Kreuzheben – 1 85
50. Einbeiniges Kreuzheben – 2:
    mit zwei Kettlebells 86

Ausfallschritte
51. Stationärer Ausfallschritt 87
52. Stationäre Ausfallschrittvarianten –
    Ausgangsstellungen 88

53. Wechselbein-Ausfallschritt 91

Kniebeugen
Gute Körperausrichtung 92
Unterstützte Kniebeuge 94
Kniebeugetiefe 95
54. Kniebeuge vor einer Kraftbank 97
55. Einbeinige Kniebeuge vor einer
    Kraftbank 98
56. Frontale Kniebeuge –
    Rackposition mit einer Kettlebell 100
57. Frontale Kniebeuge –
    Rackposition mit zwei Kettlebells 101
58. Über-Kopf-Kniebeuge 102
59. Kniebeugeübung – Varianten 103

WADEN
60. Fersenheben im Stehen 106
61. Balance-Fersenheben 107

BAUCH- & CORE-MUSKELN
62. Kettlebell-Situps 109
63. Kettlebell-Situp und Drehung 110
64. Zehenberührung mit
    Bauchmuskeleinsatz 111
65. Über-Kopf-Zehenberührung 112
66. Bauchmuskeln 112
67. Körperteller 113
68. Gymnastikball-Crunch-Serie: Stufen 1-3 .. 115
69. Collins' Lateral Kettlebell Fly™ 116
70. Seitliche Verdrehung
    auf dem Gymnastikball 117
71. Isometrische Drehung
    mit der Kettlebell 118
72. Gehen mit der Kettlebell
    über dem Kopf 119

KAPITEL 4
STUFE 2: SCHWUNGMUSTER

73. Vorwärtsschwung
mit beiden Armen 122
74. Vorwärtsschwung
mit einem Arm 123
75. Schwung vor dem Körper
mit Handwechsel 124
76. Vorwärtsschwung
mit zwei Kettlebells 125
77. Achterfiguren 126
78. Kettlebellrotationen 127
79. Seitschwung mit der Kettlebell 128
80. Seitschwung mit der Kettlebell
in der halben Kniebeugestellung 129

KAPITEL 5
STUFE 3: KOMPLEXE KETTLEBELLÜBUNGEN

81. Einfache Presse
in gebeugter Haltung 132
82. Seitpresse 133
83. Einfache Windmühle 134
84. Hoher Zug mit einem Arm 136
85. Einarmige Presse
aus der Kniebeuge 137
86. Druckpresse (Schwungdrücken)
mit einer Kettlebell 138
87. Druckpresse (Schwungdrücken)
mit zwei Kettlebells 139
88. Get-ups 140
89. Vom Hammercurl zur Schulterpresse .. 141
90. Liegestütz 142

91. Vom Liegestütz ins Rudern 143
92. Wechseln der Kettlebell
unter dem Oberschenkel hindurch
im stationären Ausfallschritt 144
93. Ausfallschritt mit Presse –
mit einer Kettlebell 145
94. Ausfallschritt mit Presse –
mit zwei Kettlebells 146
95. Ausfallschritt mit Rotation 147
96. Von der Kniebeuge
in den Ausfallschritt 148
97. Von der Trizepspresse
in den Brust-Fly 149
98. Einarmige Brustpresse
auf einem Gymnastikball 150
99. Kettlebell-Brustpresse
mit wechselnden Armen 151

KAPITEL 6
STUFE 4: SCHNELLKRAFTENTWICKLUNG

Übungsprogression und -technik 153
Die Entwicklung der Schnellkraft 154
Energie-Output-Stufen 155
Stretchingroutine
für das olympische Gewichtheben 155
Olympische Hebetechnik 160

Stoßen

100. Einarmiges Stoßen 161
101. Einarmiges Stoßen
mit Ausfallschritt 162
102. Stoßen von zwei Kettlebells
mit Ausfallschritt 164
103. Einarmiges Drücken und Stoßen 166

Umsetzen (Clean) 167
Hangposition 167
104. Einarmiges schnellkräftiges
    Umsetzen (Power Clean) 168
105. Umsetzen quer zum Körper 170
106. Reißen quer zum Körper 171
107. Umsetzen aus dem Schwung
    mit einer Kettlebell 172
108. Umsetzen aus dem Schwung
    und Kniebeuge mit einer Kettlebell ... 173
109. Umsetzen aus dem Schwung
    und Stoßen mit einer Kettlebell 174
110. Umsetzen aus dem Schwung
    in die Presse mit einer Kettlebell 176
111. Umsetzen der Kettlebell
    mit wechselnden Armen 178
112. Schnellkräftiges Umsetzen
    (Power Clean) mit zwei Kettlebells 179
113. Kniebeuge-Umsetzen
    mit zwei Kettlebells 180
114. Umsetzen und Stoßen
    mit zwei Kettlebells 181
Reißen (Snatch) 183
115. Muskelsnatch mit einer Kettlebell 183
116. Reißen mit einer Kettlebell 184
117. Schnellkräftiges Reißen
    (Power Snatch) mit zwei Kettlebells ... 185
118. Schnellkräftiges Reißen
    (Power Snatch) mit beiden Armen
    abwechselnd 186

KAPITEL 7
RICHTLINIEN FÜR DAS KONDITIONS-TRAINING MIT KETTLEBELLS

Routine mit einer Kettlebell – Beispiel 191
Routine mit zwei Kettlebells – Beispiel ... 193
Gruppenaktionsübungen 195
Mexikanische Welle 195

KAPITEL 8
BONUSKAPITEL
25 DYNAMISCHE TRAININGSÜBUNGEN MIT DEM MEDIZINBALL

Sechs aufeinander aufbauende
    Bewegungsphasen 198
Plyometrisches Training 199
Plyometrisches Medizinballtraining 200
Bewegungsqualität und -intensität 200
Erholung 201
Medizinballgrößen 202
Technik und Sicherheit 203
Aufwärm- und Koordinationsübungen 204
1. Medizinballkreisen
    um den Körper herum 204
2. Achterfiguren
    (durch die Beine hindurch) 205
3. Knieheben 205
4. Brustpass 206
5. Kontrollierte Kniebeuge 206
Kraft- und Schnellkraftübungen
6. Liegestütze mit engem Griff 207
7. Collins-Liegestütze 208
8. Collins-Liegestütze im Knien
    mit Rollen des Medizinballs 209

9. Schnellkräftige Liegestütze 210
10. Schnellkräftiger Handwechsel 211
11. Ausfallschritt mit Drehung
    quer zum Körper 212
12. Kick-ups 213
13. Armschwung nach oben
    und Loslassen 214
14. Kraftvolle Würfe nach unten 215
15. Trizepsstoß 216
Bauchregion 217
16. Zehenberührungen 218
17. Zehenberührungen über dem Kopf 219
18. Rotationsverdrehung 220
19. Verdrehung der schrägen
    Bauchmuskulatur quer
    zur anderen Körperseite 221
20. Drehstoß gegen eine Wand 222
Partnerübungen für den Oberkörper
21. Kraftvolles Schieben
    des Medizinballs im Vorderstütz 223
22. Plyometrische Liegestütze 224
23. Seitlicher Shuffle-Pass 225
24. Aufnehmen
    des Medizinballs über 30 s 225
25. Beincurls 226

BILDNACHWEIS

Coverfoto: ©Damir Spanic/iStock LP

Coverdesign: Sabine Groten

Umschlagfoto: ©Thinkstock/
iStock/soulrebel83

Fotos: Paul Collins

Umschlag,
Layout & Satz: Andreas Reuel, Aachen

Lektorat: Dr. Irmgard Jaeger